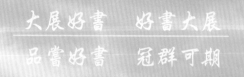

大展好書　好書大展

品嘗好書　冠群可期

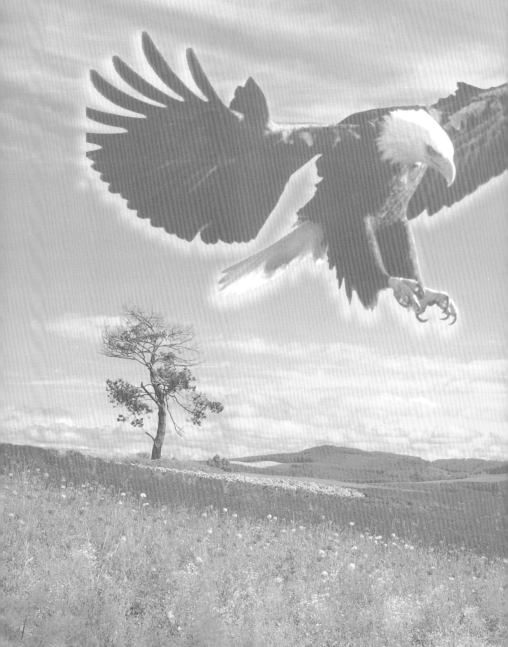

大展好書　好書大展
品嘗好書．冠群可期

中醫保健站：17

望面診病圖解

趙理明　編著

大展出版社有限公司

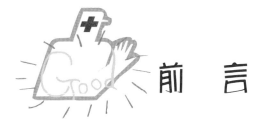

前　言

　　頭面乃一體之尊，精神之表，百骸之長，六陽群集之府，喜怒哀樂無不流露於此。

　　「十二經脈，三百六十五絡，其血氣皆上於面而走空竅」（《靈樞經》）。這正是說人冬季面部顯露於外，其經絡豐富、氣血充盛而不怕冷的主要原因。古人曰：「視其外，以知其內臟，則知所疾矣」、「察其毛色枯潤，可以覘臟腑之病」。清代醫學家陳士鐸說：「看病必察色，察色必觀面，而各有部位，不可不知。」可見，全息醫學的胚胎在中醫學領域裏已孕育了幾百年乃至幾千年。

　　2005 年十月初，筆者被鄭州市中原東路阿娜隸集團邀請給百餘名員工面授手診，當講到面診時，學員對面診知識產生了濃厚的興趣。阿娜隸集團劉麗君董事長以及上海徐榴華、龔春華，昆明單玉斌、石林，西安葛三備等鼓勵我編寫有關望面診病的圖書。有鑒於此，我編寫了《望面診病圖解》這本書。

　　本書是筆者在學習古前賢醫籍和有關資料，並結合多年臨床實踐的基礎上，用最基本的知識、最明瞭的方法編撰成的。全書分八部分，介紹了望診基礎知

識，望眼、望眉診病法，望鼻診病法，望口診病法，望牙診病法，望耳診病法，望舌診病法和望其他部位診病法。

對頭面部的各種異常情況的特徵、疾病預兆等進行了詳細的介紹，配有 200 餘幅疾病特徵的彩色照片，圖片清晰，具有較強的臨床指導意義。書後附有附錄，介紹了各種癌症的早期危險信號。全書內容豐富，圖文並茂，既介紹了頭面部出現異常的診斷法，又介紹了簡單的治療方法。需要指出的是，對書中介紹的治療方法請在醫生指導下應用。

筆者編著的《望手診病圖解》等書，僅一年多時間連續多次再版。臺灣臺北市高常茂先生兩次來西安隨筆者學習手診時，每次都會帶幾十冊筆者編著的手診書回台後作爲禮品饋贈友人，這就堅定了我今後學面診、用面診、寫面診和更進一步講授普及面診、手診的信念。

爲了滿足海外讀者的需求，經筆者和西安王兆生先生之手，已將《望手診病圖解》、《掌紋診病實例分析圖譜》和《5 天學會望手診病》等筆者編著的手診書，分別寄給了美國、英國、瑞典、加拿大、澳洲、日本、俄羅斯等一些國外朋友！但令人不快的是，筆者以前編著出版的幾部手診專著和北京北影錄音錄影公司出版發行的《掌紋診病》VCD 光碟，市面上均出現了幾種盜版版本，這些盜版書印刷質量極差，錯誤多，提醒讀者注意，以免影響您的學習興趣。

對遼寧科學技術出版社壽亞荷編審爲筆者先後編

著的幾部手診專著的辛勤付出，江蘇省灌雲縣疾病控制中心王淑敏醫師以及范一鳴、曹媛、蕭惠尹、時錦、彭焱、張貴玉、孫秋穎、田安華、趙雪、李青、嚴岳、潘朝暉、郝志奕、徐超、余瑞雲等人的支援，在此一一表示感謝。

　　人生的意義，在於幸福快樂！歡迎讀者對該書提出批評指正的同時，也衷心祝願廣大讀者身體健康，生活幸福！

執業醫師　趙理明
於西安

電話：029-88528231
　　　13488231303

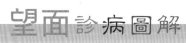

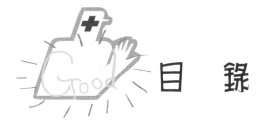

目　錄

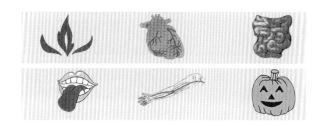

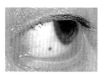

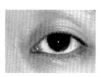

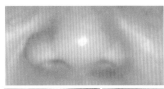

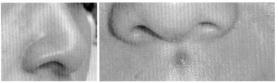

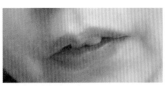

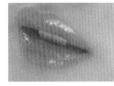

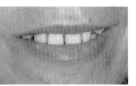

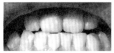

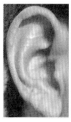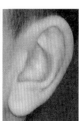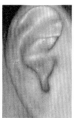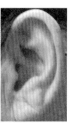

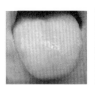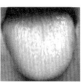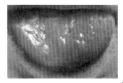

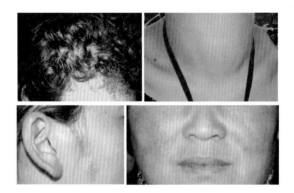

第一章

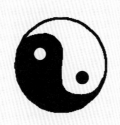

望診基礎知識

　　望診，是醫生或望診愛好者運用視覺對病人的神、色、形、態、舌像以及分泌物、排泄物色質的異常變化，進行有目的的觀察，以測知內臟病變，瞭解疾病情況的一種診斷方法。

　　筆者曾多次到全國各地培訓手診、面診學員，也接到許多讀者電話諮詢，大家普遍認為中醫陰陽五行學說很抽象，不易理解。然而，陰陽五行學說不僅對中國醫學理論的形成和發展起到了促進作用，而且至今在醫療實踐中還有一定的指導意義。但由於歷史條件的限制，陰陽五行學說還不能解釋醫學中的許多問題，因此，我們要用一分為二的觀點去學習，吸取其精華，揚棄其糟粕，使它更好地為醫療實踐服務。

一、陰陽簡述

(一)陰陽學說的基本內容

　　陰陽就是自然界相互關聯的某些事物和現象對立雙方的概括。既代表相互對立的事物，又代表同一事物內部所存在著的相互對立的兩個方面。

　　比如，白天和黑夜，天晴和陰雨，天熱和寒冷，運動狀態的躁動和靜止（表1）。白天為陽，夜間為陰。上午和下午相對而言，上午是陽中之陽，下午是陽中之陰；前

表 1 陰陽屬性歸類表

屬性	時空	氣候	溫度	存在狀態			
陰	夜	陰	冷	静		降	抑制
陽	畫	晴	熱	動		升	興奮

半夜和後半夜相對而言，前半夜為陰中之陰，後半夜為陰中之陽。所以說陰陽之中還可以再分陰陽。

1.陰陽的對立關係

陰陽對立指自然界的一切事物或現象，其內部都同時存在著相反的兩種屬性，即存在對立著的陰陽兩個方面。

比如：天為陽，地乃陰；外便陽，內是陰；升屬陽，降者陰。

2.陰陽互根關係

陰陽互根是指事物或現象中對立著的兩個方面，具有相互依存、相互為用的聯繫。沒有陰，陽就不能存在；沒有陽，陰也不存在。比如，血虛患者單純補血效果是不理想的，要陽中求陰，即血之根在於氣，補氣則血自生，即氣推血運動，血又生氣矣。故方劑當歸補血湯重用黃芪30克補氣、當歸 6 克補血便是這個意思（圖 1-1）。

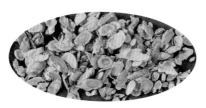 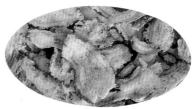

黃芪　　　　　　　　　　　　當歸

圖 1-1　當歸補血湯

3. 陰陽消長關係

陰陽消長是指事物或現象中對立著的兩個方面，還有此消彼長、彼進此退的現象。

比如，一年四季，由春至夏，寒氣漸減，濕熱日增，就稱為「陰消陽長」；由秋至冬，熱氣漸消，寒氣日增，就稱為「陽消陰長」。這種正常的陰陽消長，說明事物是運動變化的，反映了四季氣候變化的一般規律。

4. 陰陽轉化關係

陰陽轉化是指事物或現象的陰陽屬性，在一定條件下，可以向其對立面轉化，即由陰轉陽，由陽轉陰，因而事物或現象的性質也就發生了根本的變化。

在人體生理活動過程中，包含著物質與功能之間、物質與物質之間的代謝演變過程。如營養物質（陰）不斷轉化為功能活動（陽）等。

(二)陰陽學說在中醫學中的應用

陰陽學運用於醫學領域，是用以說明人體的組織結構、生理功能、病理變化及臨床的診斷與治療的。

1. 說明人體的組織結構

根據陰陽對立統一的觀點，大體來說，人體上部為陽，下部為陰；體表屬陽，體內屬陰。以臟腑來分，五臟為陰，六腑為陽。

五臟之中又有陰陽所屬，心、肺居上為陽，肝、脾、腎位於下部屬陰，人體背部為陽，腹位為陰（表2）。

2. 說明人體的生理功能

人體正常的生命活動，是陰陽兩個方面保持著對立統一的協調關係的結果。

比如，功能與物質相對而言，功能屬陽，物質屬陰，二者之間就是這種對立統一關係的體現。

表2　人體組織結構陰陽屬性表

屬性	人體部位			
陰	下部	體內	六腑	腹部
陽	上部	體表	五臟	背部

注：人體五臟包括心、肝、脾、肺、腎。
　　人體六腑包括膽、胃、小腸、大腸、膀胱、三焦。

人體的生理功能是以物質為基礎的，沒有物質的運動就無以產生生理功能。而生理活動之結果，又不斷促進著物質的新陳代謝。人體功能和物質之關係，就是陰陽相互依存、相互消長、相互為用的關係。如果人體氣血精津等物質和功能之間紊亂，陰陽不能相互為用而分離，人的生命也就終結了。故《內經》曰：「陰陽離訣，精氣乃絕。」

3. 說明人體的病理變化

疾病的發生，是陰陽失去相對平衡，出現偏盛偏衰的結果。即人體的抗病功能，正氣與致病因素同邪氣相互作用及鬥爭的情況，都可以用陰陽來概括說明。

人體的陰陽任何一方虛損到一定程度，常可導致對方的不足，即所謂「陽損及陰」、「陰損及陽」，最後可導致「陰陽雙虛」。

比如，一個人口唇發乾而喜歡冷食才感到胃裏舒服，這是陰液虧虛，不能制陽，而出現了陰虛陽亢的虛熱證。

4. 用於疾病的診斷

「善診者，察色按脈，先別陰陽。」任何疾病，儘管它的臨床表現錯綜複雜，千變萬化，但都可以用「陰證」和「陽證」來概括。正確的論斷，首先要分清陰陽，才能抓住疾病的本質。

比如：望診時見面色鮮明者屬陽，晦暗者屬陰；切診時脈浮、大、數、實者為陽，而脈沈、遲、澀、虛為陰；聞診時聲音洪亮者為陽，低微斷續者為陰（表3）。

表3 人體疾病陰陽診斷簡表

屬性	望診	聞診	切診
陰	目光呆滯，反應遲鈍，面色晦暗	聲音低沉，呼吸微弱	脈沉、遲、澀、虛
陽	雙目靈活，神志清楚，面色鮮明	聲音洪亮，呼吸有力	脈浮、大、數、實

5. 用於疾病的治療

陰陽有偏盛偏衰，是疾病發生發展的根本原因，調整陰陽平衡是治病的基本原則。治療疾病要採取「熱者寒之」、「寒者熱之」，「陽病治陰」、「陰病治陽」的原則，使陰陽恢復新的相對平衡。

陰陽在臨床用藥方面也作為指導依據，比如：具有沈降作用的藥物龜板、代赭石等為陰，具有升散作用的藥物桑葉、菊花等為陽；味酸苦鹹的藥物大黃、芍藥等為陰，辛甘淡味的藥物桂枝、甘草等為陽；寒涼滋潤的藥物為陰，溫熱燥烈的藥物為陽。

只有掌握藥物的特性，才能正確地運用藥物來調節機體的陰陽偏盛偏衰。如陰寒邪氣侵襲體表，就必須選用陽熱性質的藥物以祛寒，選用辛味的藥物以發散，才能達到治癒疾病的目的（表4）。

表4　藥物性味陰陽對症簡表

屬性	藥物	作用
陰	沉降作用的：龜板、代赭石等。 寒涼作用的：石膏、黃連等。 味酸苦的：酸棗仁、山楂、大黃、苦參等。	治熱病
陽	升散作用的：菊花、桑葉等。 溫熱作用的：肉桂、乾薑等。 味甘、淡的：桂枝、甘草、大棗、山藥等。	治寒病

二、五行簡述

　　五行學說認為，宇宙間的一切事物都是由木、火、土、金、水這五種屬性的物質所構成的。中國的五行與古印度的「四大」（地、火、風、水）及古希臘的「四根」（水、火、土、氣）有深刻的相通之處。

　　相傳南宋時期著名的思想家、哲學家、教育家朱熹幼年時就很聰明。一天上午，朱熹提著籃子準備去市場購物。有位哲學家聽說幼年朱熹談吐不凡，遇見後向他說：「小朱熹呀，你高高興興幹什麼？」朱熹答：「買東西去。」哲學家又問：「你為什麼說去買東西而不說去買南北？」朱熹笑了笑說：「東方木，西方金，北方水，南方火，中央土。木和金可以購買隨身用籃子帶走，而水和火無法購買隨身用籃子帶走，所以，人們把買貨物叫買東西而不叫買南北。」

1. 五行的特性與臟腑生理功能關係

木：是農業經濟、自然環境保護之象徵。木乃曲直，木聲燥。即生態枝幹曲直，向上逐層拓展。故引申為具有生長、上升、條達舒暢等作用或性質之事物。

肝屬木，喜條達，有疏泄功能，所以代表人的肝臟，主管人的免疫系統。

火：是人類生活發展的動力。火乃炎上，火聲烈。指火具有溫熱、上升的特性。故引申為具有溫熱、升騰作用的事物。

心屬火，心陽有溫煦之功，所以代表人的心臟，主管人的內分泌。

土：是人類生存的基地。土乃稼穡，土聲沈。是指土有播種和收穫農作物的作用。故引申為具有生化、承載、受納作用的事物。

脾屬土，有運化水穀、輸送精微、營養五臟六腑和四肢百骸的功能，是氣血生化之源，所以代表人的脾，主管人的消化系統。

金：是古代冶煉業的標誌。金乃從革，金聲響。是指變革的意思。故引申為具有清潔、肅降、收斂作用的事物。

肺屬金，有清肅之性，肺氣以肅降為順，所以代表人的肺，主管人的呼吸系統。

水：是生命之源。水乃潤下，水聲急。指水具有滋潤和向下的特性。故引申為具有寒涼、滋潤、閉藏向下運動的事物。

腎屬水，腎有藏精、主水、生髓的功能，所以代表人

的腎，主管人的循環系統。

2. 五行與自然界的屬性（表5）

表5　五行與自然界屬性歸類表

五行	季節	方向	氣候	顏色	味道
木	春	東	風	青	酸
火	夏	南	暑	赤	苦
土	長夏	中	濕	黃	甘
金	秋	西	燥	白	辛
水	冬	北	寒	黑	鹹

3. 五行與人體的屬性（表6）

表6　五行與人體屬性歸類表

五行	臟	腑	五官	形體	情志
木	肝	膽	目	筋	怒
火	心	小腸	舌	脈	喜
土	脾	胃	口	肉	思
金	肺	大腸	鼻	皮毛	悲
水	腎	膀胱	耳	骨	恐

4. 五行歸類在醫學中的應用

表5、表6概括了人體及其與自然界同類事物或現象在屬性上的某些內在聯繫，這種聯繫可以更好地解釋臟腑出現的某些病理現象，以指導診斷和治療的臨床實踐。

例如，人體的脾臟屬土，與五官的口、季節的長夏、氣候的濕是相對應的，那麼說明脾病可反映在口上，口甜說明脾濕。

又如腎藏精，主水、主骨，開竅於耳及二陰，說明如果腎氣充沛，則生殖功能強，骨骼強健，耳聰血旺。反之則易出現精神疲憊，不孕不育，腰膝酸軟，毛髮脫落，耳鳴、耳聾等。

5. 五行的相生相剋

相生，是相互資生助長之意。相剋，是相互制約剋制之意。五行相生的次序是：木生火、火生土、土生金、金生水、水生木。相生解釋：木可以燃火，叫做木生火；火可以燃燒成灰，叫做火生土；土石可以埋藏金屬，叫做土生金；金屬可以熔化成液體，叫做金生水；水可以澆灌樹木，叫做水生木。五行相剋的次序是：木剋土、土剋水、水剋火、火剋金、金剋木。

相剋解釋：樹木要從土中吸取營養成分，叫做相剋；土可以「水來土掩」，叫做土剋水；水可以滅火，叫做水剋火；火可以把金屬熔化，叫做火剋金；金可以製成工具砍伐樹木，叫做金剋木。依次相生相剋，如環無端，生化不息，維持著事物之間的動態平衡。

　　可參見五行相生相剋示意圖（圖 1-2），圖外箭頭為相生，圖內箭頭為相剋。

　　五行生剋規律揭示了五臟之間相生相剋的規律，說明了某一臟與其他四臟的關係，如肝臟，「生我」者為腎，「我生」者為心，「剋我」者為肺，「我剋」者為脾。不僅如此，五行生剋規律還能指導診斷和確定治療用藥。如胃病病人屬於土病，若兼有泛酸，就屬於肝木犯胃（土）的病症。又如肝病可以傳脾，因此，在治療肝病時，可先補脾（土），以防傳變。

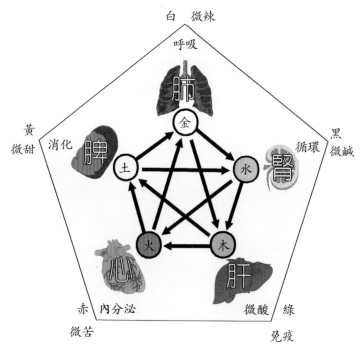

圖 1-2　五行相生相剋示意圖

有關陰陽五行學說，讀者可以詳看高等醫藥院校教材《中醫基礎理論》進行系統學習。

三、內分泌簡述

　　廣義的內分泌是指人和某些動物體內有些腺體或器官能分泌激素，不通過導管而由腺體細胞直接釋放到組織液中，隨著血液循環到身體各處的過程，有調節機體的生長、發育和生理功能的作用。

(一)內分泌系統簡述

　　內分泌系統是人體神經系統以外的另一重要的調節系統，是由下丘腦、腦下垂體、甲狀腺、腎上腺、胸腺、松果體、胰腺體和性腺等組成。

　　它的作用方式為體液調節，主要功能是調節機體的新陳代謝、生長發育和對外界環境的適應，內分泌功能的過盛或降低均可引起機體的功能紊亂。

　　我們常常可以見到某人去醫院看痤瘡、黃褐斑等疾病，經常聽到醫生告訴患者說，是內分泌失調或內分泌紊亂造成之類的話。而患者往往不知道什麼是內分泌。其實，人的心理壓力、情緒波動、飲食不當或用藥不當等均可引起臟腑不協調而導致內分泌功能紊亂。

(二)內分泌腺與內分泌代謝常見疾病

　　內分泌腺又稱無管腺，是不具有導管的分泌腺。在結構上肉眼可見的內分泌器官，其分泌物稱為激素，直接輸

送入血液或淋巴，因其對自然狀態的分泌物不能直接收到，所以稱為內分泌腺。

圖 1-3 為人體一些重要的內分泌腺的形態和位置分佈。

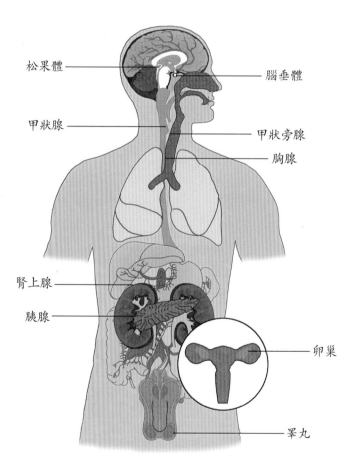

松果體

腦垂體

甲狀腺

甲狀旁腺

胸腺

腎上腺

胰腺

卵巢

睪丸

圖1-3　內分泌腺的形態和位置分布

內分泌代謝系統常見疾病包括下丘腦——垂體疾病、松果體疾病、甲狀腺疾病、腎上腺疾病、男性性腺疾病、女性性腺疾病、糖尿病、高血脂症、肥胖症、高尿酸血症等。引起這些疾病的原因是由於激素的過度分泌和分泌減少，也可能是由於某種激素的利用困難。

　　如甲狀腺激素分泌增多，可發生甲亢，表現為食欲亢進、煩熱、心動過速，汗出、消瘦等。甲狀腺激素分泌不足，可發生甲減，表現為食欲減退、畏寒、心動過緩、浮腫、便秘等。

　　又如胰高血糖素增多，胰島素分泌或利用不足，可引起高血糖，出現多飲、多食、多尿和消瘦等糖尿病典型症狀，當胰島素和胰高血糖素分泌達到平衡時，則血糖可維持正常。

第二章

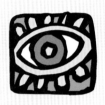

望眼、望眉診病法

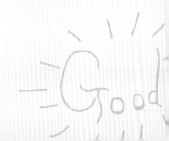

　　《黃帝內經》曰：「五臟六腑之精氣皆注於目。」肝開竅於目。目（眼）的營養主要是肝血的供應。神光的產生主要是腎精的上承。《素問・宣明五氣篇》曰：「肝為淚。」淚有濡潤眼睛、保護眼睛之功能。

　　孟子論目曰：「存乎人者，莫良於眸子，眸子能掩其惡。」

　　武術家論目曰：「百拳以法，以眼為綱，以眼為尊，眼為心苗。」

　　義大利著名的藝術家達・芬奇論目曰：「眼睛是心靈之窗。」

　　明代醫學家萬密齋論目曰：「目者，神之舍也。」

　　清代醫學家周學海論目曰：「凡病雖劇，而兩眼有神，顧盼靈活者，吉。」上工知相五色於目，因視目之五色，以知五臟而決生死。神乃精之苗，精壯則神清，神清則目秀。

　　世界衛生組織論目：「只有眼睛明亮，反應敏捷才能稱之為健康。」現代醫學認為，眼睛實際上是大腦的延伸，人的眼睛有上百萬根神經同大腦相連。故眼是大腦獲取外界資訊的一條重要途徑，是大腦情緒和大腦思維活動的反映，同時，也是人體疾病反映的窗戶。

　　比如，人在看有趣的東西或興奮時，瞳孔也會擴大，而看醜陋東西或可怕東西時，瞳孔會縮小。頭痛時雙目閉住，用大拇指壓雙眼向頭內按時，頭痛有加重感覺為腦瘤信號，屬條件反射之表現。雙眼脹痛屬氣血虛弱之現象。

　　綜上所述，眼睛的確可以反映人體內臟或器官的病變，眼睛也是人體臟腑的反射區，如果人體哪些臟腑或器

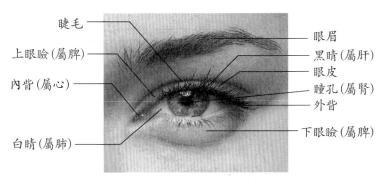

睫毛

眼眉

上眼瞼(屬脾)

黑睛(屬肝)

內眥(屬心)

眼皮

瞳孔(屬腎)

外眥

白睛(屬肺)

下眼瞼(屬脾)

圖 2-1　眼與臟腑的對應圖

官有病變，就會在眼睛上所對應的區域顯示出來。眼與臟腑的對應關係見圖 2-1。

一、望眼診病法

▶▶1. 雙目大小不一明顯者（圖 2-2-a），提示此人有家族性腦血管病史。建議此人進入 50 歲之後應積極防治腦出血發生，應戒菸禁酒，勿過分勞累，保持心情開朗，控制情緒波動。

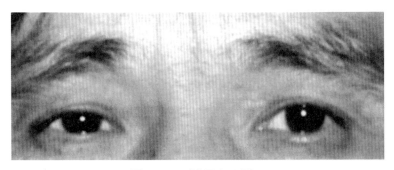

圖 2-2-a　雙目大小不一

一目是單眼皮，一目是雙眼皮（圖 2-2-b），提示此人有家族遺傳性腦出血史。建議進入 45 歲後預防高血壓，禁菸酒，忌大怒、大便乾燥，以免誘發腦中風發生。

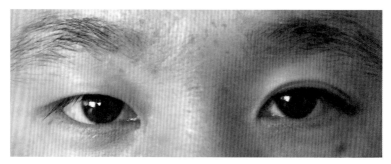

圖 2-2-b　一目單眼皮，一目雙眼皮

▶▶2. 雙目鞏膜（白睛）上經常有出血片，提示腦動脈硬化信號（圖 2-3）。

▶▶3. 眼部外眥有較粗大血管彎曲，色深，提示易頭暈、失眠、心律不整信號（圖 2-4）。

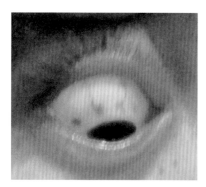

圖 2-3　白睛上有出血片

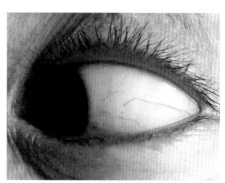

圖 2-4　外眥有大血管

▶▶4. 眼睛上部有色深、彎曲的血管，提示頸項痛信號（圖2-5）。

▶▶5. 雙目黑睛有較大的紫色斑塊出現，提示實質性腦出血史。色素斑在左眼，反映原出血點病灶在腦左側；在右目，反映原出血點在腦右側。圖2-6為一44歲男性右眼眼像，該病人曾患有右腦枕葉出血。

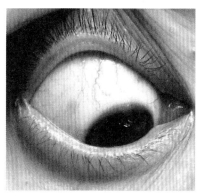
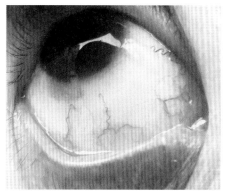

圖2-5　眼睛上部有色深血管　　　圖2-6　右眼黑睛（虹膜）有斑塊

▶▶6. 雙目靠鼻梁內側白睛有一條波浪狀毛細血管走向黑睛，提示此人患有頸椎增生、眩暈、血壓偏低或血壓不穩定。見圖2-7、圖2-8。

▶▶7. 雙目正上方如鐘錶12點處有一兩條毛細血管走向黑睛，且末端有如火柴頭樣黑點者，提示此人頭部或身體某部位有受傷史。見圖2-9、圖2-10。

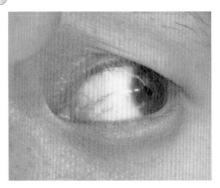

圖 2-7　眼內眥有波浪狀血管

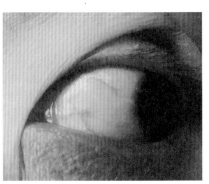

圖 2-8　眼內眥上方有彎曲狀血管

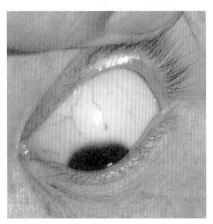

圖 2-9　眼正上方有黑頭結止的血管

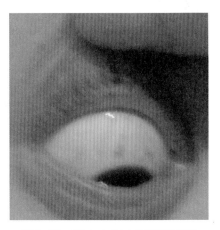

圖 2-10　眼上方有火柴頭樣黑點

▶▶8.雙眼黑睛上方有較重的毛細血管直搗黑睛（圖 2-11），提示肩關節疼痛信號。

▶▶9.雙目正下方如鐘錶 6 點處有毛細血管向黑睛走，或末端有火柴頭樣黑點者，均提示慢性胃疾，多見於胃潰瘍。見圖 2-12、圖 2-13。治脾胃病辨證須知：胃傷則飲食

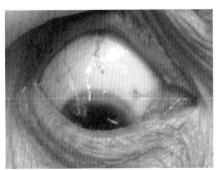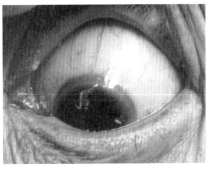

圖2-11　黑睛上方有鮮明的血管

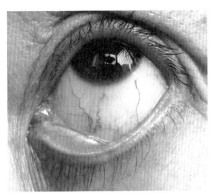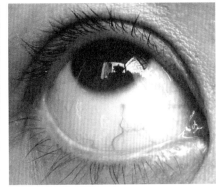

圖2-12　胃區有明顯毛細血管　　圖2-13　胃區血管末端有火柴頭樣黑點

不化而厭食欲吐。脾傷則大便泄瀉而四肢困倦乏力。

►►10.雙眼球白睛下正中有靜脈怒張呈青色者，提示胃癌先兆。若呈紅色者，提示胃及十二指腸球部潰瘍嚴重（圖2-14）。

►►11.雙目上方如鐘錶12點白睛處有「U」形毛細血管擴張者（圖2-15），多為腸、胃、肝惡變病先兆。

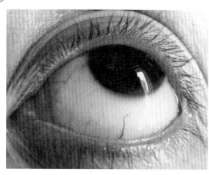
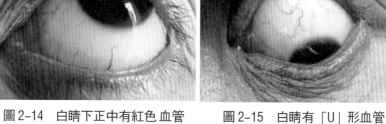

圖2-14 白睛下正中有紅色血管　　圖2-15 白睛有「U」形血管

▶▶12.雙目上方白睛處呈「一」字形毛細血管（圖2-16），提示肝、胃、腸有惡變病信號。

▶▶13.黑睛正上方有一條較粗的毛細血管（圖2-17），提示頭痛、肩痛信號。

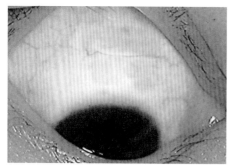
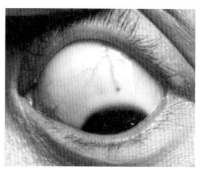

圖2-16 白睛有「一」字形血管　　圖2-17 黑睛正上方有血管

▶▶14.在眼外眥三角區有色深的鉤狀或螺旋狀血管，提示子宮肌瘤信號（圖2-18）。

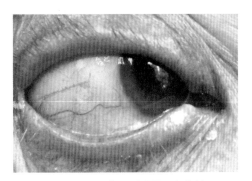

圖 2-18　三角區有異樣的血管

▶▶15.雙目瞳孔大小不一相差明顯者，不呈圓形（圖 2-19），提示脊髓結核、腦脊髓或梅毒疾患信號。

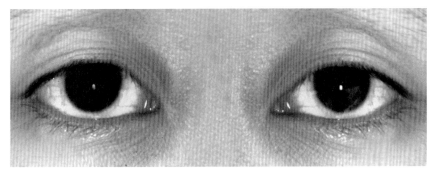

圖 2-19　雙目瞳孔大小不一

▶▶16.右目黑睛邊沿如鐘錶 7 點處有一點狀凹陷者（圖 2-20），提示慢性闌尾炎信號。

▶▶17.男性眼外眥三角區有較深的彎曲狀血管，提示前列腺炎信號（圖 2-21、圖 2-22）。

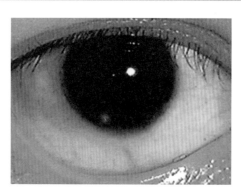

圖 2-20　黑睛有凹陷

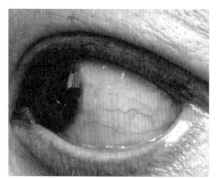

圖 2-21　三角區有彎曲狀血管

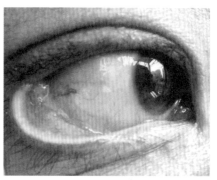

圖 2-22　三角區有明顯的血管

▶▶18.兒童或成人雙目頻頻眨動不能自主，眼外觀無異常，為眼乾燥症。屬脾虛不運，則目失養而致視物昏暗，雙目連連頻眨。筆者臨床經驗：治療宜用健脾補氣生血方，如中成藥歸脾丸，也可以口服西藥維生素 A 丸。

▶▶19.兒童白睛眼球出現藍色、灰色或黑色斑點（圖 2-23），或雙目下瞼內黏膜面上有白色小點者，提示體內患有寄生蟲信號。

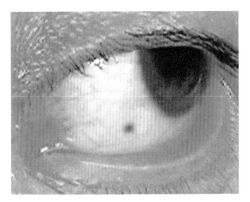

圖 2-23　白睛（鞏膜）出現藍色斑點

▶▶20.眼內側靠鼻梁處白睛有一條毛細血管直搗黑睛內
（圖 2-24），提示腹股溝急性淋巴結炎。若有三條不規則
的毛細血管走入黑睛內，提示患有腋下淋巴結核病。

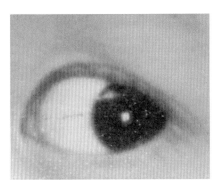 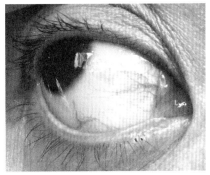

圖 2-24　眼內側血管直搗黑睛

▶▶21.眼外皆線狀充血，瞼結膜色澤無華（圖 2-25），
提示貧血信號。

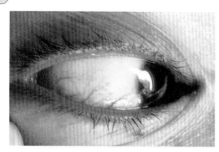

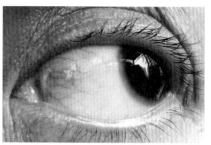

圖2-25　眼外眥線狀充血，瞼結膜
　　　　無血色

圖2-26　瞳孔擴大

▶▶22.眼內眥呈粉紅色或白色，晶狀體混濁，瞳孔擴大
（圖2-26），女性提示月經錯後。這裏介紹月經時間到了
而不來月經的食療法：茄子切片半碗，用開水蒸熟後，再
拌入大蒜泥和醬油。每日一次，一般兩日即可。

▶▶23.無論男女，目白睛外下方有向上爬行的毛細血管或
有分叉者（圖2-27、圖2-28），均提示此人患有內痔已
久。

▶▶24.目內眥有波紋狀的伸向角膜的深色的血管（圖2-
29），提示頑固性便秘信號。

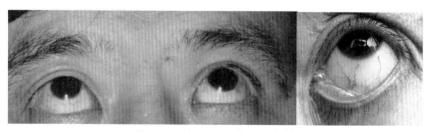

圖2-27　白睛外下方分叉血管

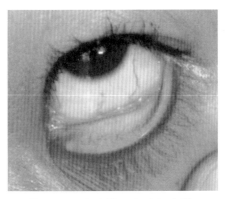

圖2-28　白睛外下方毛細血管

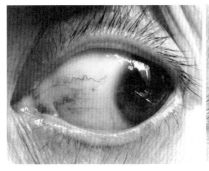

圖2-29　目內眥波紋狀血管

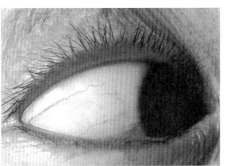

圖2-30　外眥充血，有螺旋狀血管

▶▶25.雙目外眥充血，並有螺旋狀伸向虹膜的紅色血管（圖2-30），提示患有焦慮症。

▶▶26.目內眥有胬肉已伸向角膜，肉質黃白色（圖2-31），提示肝鬱氣滯，常有失眠、煩躁、腹脹便秘、神疲乏力的症狀。

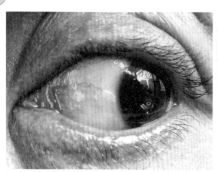

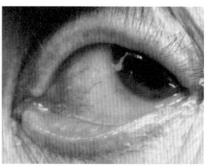

圖2-31　眼角有胬肉　　　　圖2-32　伸向虹膜的鈎狀血管

▶▶27.目外眥心臟反射區有鈎狀血管伸向虹膜（圖2-32），提示心臟疾患，如心律不整等。

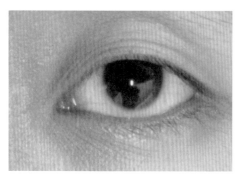

圖2-33　下瞼皮膚青黑色

▶▶28.青年人雙眼下瞼皮膚呈青黑色者（圖2-33），提示失眠、思慮過度所致。

▶▶29.雙目呈黑眼圈者，俗稱「熊貓眼」。短時間呈黑眼圈者，是一種病態，多屬腎虧兼有血淤症的一種信號。若多年伴有黑眼圈者，不算急病症。長時間熬夜，貧血者都可以出現黑圈眼。

黑眼圈是由於靜脈充血量大而又回流不暢所引起的。可用食療四君子：大蔥、生薑、大蒜、洋蔥。它們可以改善末梢血液循環，尤其是能使血管做「體操運動」的洋蔥效果最佳。洋蔥是唯一含有前列腺素的植物，並有降脂和

活血的作用，有助於腦中風的防治作用。

▶▶30.眼周生有「麥粒腫」者，屬陽明胃經濕熱上升，再兼外感風邪相合而成，一般發病7天內膿腫潰後消散而自癒。若反覆發作者，服用抗生素就好，停藥即可復發。

這裏介紹對習慣性麥粒腫、毛囊炎等一些小瘡癤毒單驗方：全蠍研末沖服。每日2次，每次3～5克。大多7天即癒。

食療治療麥粒腫方法：每日3次按劑量內服複合維生素C片。因它可以軟化血管，增加血管彈性（張貴玉、劉傑、黃保玲經驗）。

▶▶31.眼皮跳診病法。有的人經常出現眼皮跳的症狀，其實，短時間無論哪邊眼皮在跳，均屬脾胃病和精神緊張、疲勞、動怒、精神壓力之反應所致。

傳統醫學認為，上眼皮屬胃，下眼皮屬脾，白眼睛屬肺，黑眼睛屬肝，瞳孔屬腎，兩眥屬心。這裏提醒讀者注意的是，若長時間眼皮跳動或有規律並逐漸加重跳動，切莫大意，應及時去醫院神經內科檢查。眼睛實際上是大腦的延伸，人的眼睛有成百上萬根神經同大腦相連。眼皮長時間規律跳動，說明有某病為壓迫腦神經所致。

筆者結合手診先後診斷過兩例長時間眼皮跳動的患者，經去醫院證實，一位磁共振檢查結果為腦腫瘤，一位CT掃描和磁共振檢查診斷為右腦枕葉有小面積血管滲出血。

▶▶32.青壯年人平時眼屎多者，多為胃熱造成。多吃蔬菜白蘿蔔、蓮藕，或中藥黃連、苦參之類即可。

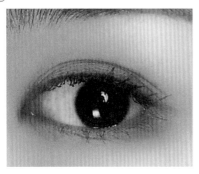

圖2-34　內、外眥青色

▶▶33.雙目內外眥均發青色者（圖2-34），為肝風內動，或有肝功能障礙所致。

▶▶34.成年人若視野中突然出現有閃動的小暗點，提示患有貧血、偏頭痛之信號。應積極去醫院神經內科醫治。

▶▶35.成年人黑睛下方處有霧狀灰色者（圖2-35），提示此人因長期熬夜和大量吸菸所致。建議增加睡眠時間，戒菸，以免誘發腦血管疾病發生。

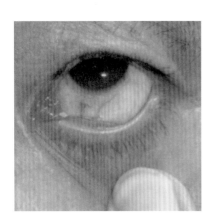
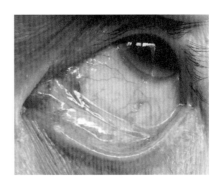

圖2-35　黑睛下方有霧狀灰色

▶▶36.青年女性以眼瞼周為主，波及頰部，生有堅實呈蒼白色或黃色的粟粒大小的小丘疹，用針挑開頂尖，可壓取出白色堅硬如珍珠狀小顆粒，患者無其他自覺症狀，屬皮

膚病的粟丘疹，又名白色痤瘡。中醫認為此病系由濕痰淤積膚表所致。

可服用複合維生素 B 群片，維生素 B 群不但能護肝，還有燃燒脂肪起到減肥效果。

▶▶37.一夜之間突然出現口眼喎斜，多由於受風寒或病毒侵襲引起。醫學上稱其為面癱。身體強壯者有一定的自癒傾向。體質差者必須採取藥物治療，一般 10～15 天為一療程，甚者需要 1～3 個月左右，或更長時間。此病發生應積極治療，以免延誤而留下後遺症。

筆者臨床對老年或體弱者多以扶正息風活血為主。對青壯年患者多以疏散外風為主。口眼喎斜配合針灸治療效果理想。

▶▶38.雙目下眼皮內發鮮紅色，提示泌尿系統正患有感染。較肥胖的人進入 50 歲以後，內眥白睛生胬肉向黑睛方向發展（圖 2-36），日久漸厚，甚者蓋過黑睛，掩及全眼球而失明。

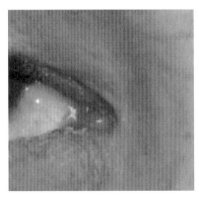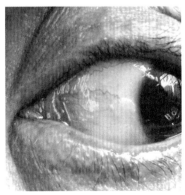

圖 2-36　內眥白睛胬肉

中醫認為多因喜飲辛熱食物，脾肺積熱或心肺兩經風熱壅盛，經絡淤滯而發。臨床治療多採用鈎割手術。

▶▶39.雙目瞳孔變黃色（圖2-37），提示網膜母細胞瘤信號。若7～10歲兒童雙目瞳孔變黃色，提示有遺傳性，應高度警惕防治。

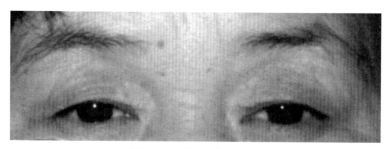

圖2-37　雙目瞳孔黃色

▶▶40.雙目左右兩白睛面有橫的黃色寬帶狀，提示此人患有胃疾，消化不良。若白睛全發黃色，多為黃疸性肝炎所致（圖2-38）。

▶▶41.女性目內眥處生有凸起的肉結（圖2-39），提示此人患有乳腺增生。

▶▶42.雙目靠鼻梁上眼瞼處均生有高出皮膚的黃色斑塊增生物，稱「瞼黃瘤」，又稱瞼黃疣（圖2-40）。中老年人多見，尤其多見於患有肝膽疾病的女性。也可見於心血管病和高膽固醇血症者。

　　筆者臨床發現青年人有明顯的「瞼黃瘤」，為遺傳所致，見圖2-41。

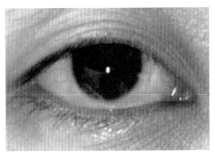

圖 2-38　白睛發黃

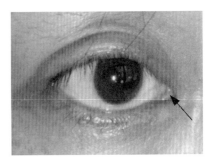

圖 2-39　內眥有肉結

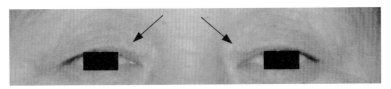

圖 2-40　眼瞼生有瞼黃瘤

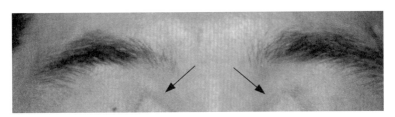

圖 2-41　明顯瞼黃瘤

▶▶43. 一目自然睜大時無力，白睛發紅色（圖 2-42），提示腦內傷引起。

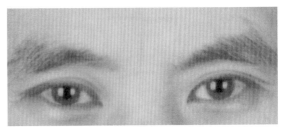

圖 2-42　白睛發紅（右眼）

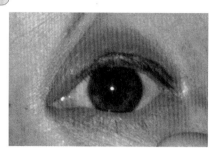

圖2-43　黑睛外下方有亮點

▶▶44.目黑睛外下方，如鐘錶4～5點鐘處有一黑色沈著亮點（圖2-43），提示腎盂腎炎或患有膀胱炎信號。

▶▶45.上三白眼者，就是目黑睛上側露白睛，此類人小偷者最易多見。在公共場合，小偷來回竄走，雙目亂覷而慢慢地形成了上三白眼。

▶▶46.下三白眼者，由於其人高傲，好炫耀自滿，漸漸地形成了目黑睛下方也露白睛，稱下三白眼。

▶▶47.雙目黑睛明顯多的人，其人性格一般穩重，善良聰明。而雙目黑睛明顯少的人，其人性格易於急躁易怒。工作上往往見異思遷，高者不成，低者不就，此之謂也！

二、望眉診病法

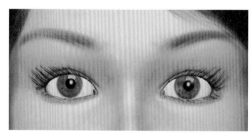

圖2-44　睫毛過長

▶▶1.兒童睫毛過長（圖2-44），提示體質差。若一個人短時間內睫毛增長，並兼有頑固性咳嗽，應高度警惕肺結核病發生。

▶▶2.青年女性眉毛乾燥者，多提示月經不調信號。男性者多提示某神經系統有病。血虛、貧血者也多見眉毛乾燥。

▶▶3.老年人雙眉毛變長（圖2-45），或手掌生命線末端延長加深，屬壽線紋（圖2-46），均提示健康長壽的象徵。若青壯年人眉毛短時間變長，屬不健康、免疫功能低下之信號，應積極調配飲食，加強運動鍛鍊。

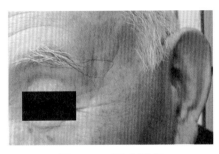

圖2-45　眉毛變長

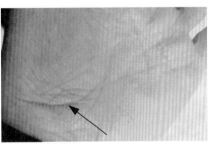

圖2-46　壽線紋

▶▶4.無論男女，眉毛內生有黑色痣者（圖2-47），提示此人易患腰痛。臨床調查發現，此類人青壯年時期多數性功能強。

▶▶5.男性眼眉少淡細弱（圖2-48），提示此人性功能強。

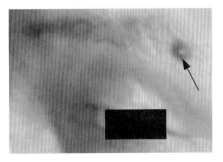

圖2-47　眉毛內有黑痣

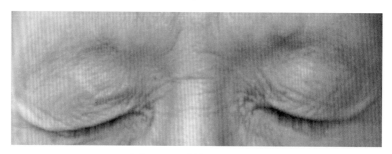

圖2-48　眼眉少淡細弱

▶▶6.兩眉毛分開距離大者（圖2-49），提示此人易患心臟雜音症。

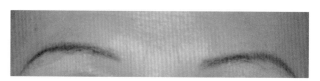

圖2-49　兩眉毛分開距離大

▶▶7.眉毛稀少可數（圖2-50），多提示腦腫瘤或其他病症引起的內分泌功能減退徵兆。若一個人目內眥皮膚發紫色或深紅色，下眼皮上又生有黑痣者，提示此人情緒易波動，思想壓力大。

▶▶8.中青年人雙目雙眉之間有明顯的一條豎溝（圖2-51），提示此人善於思考，易患脾胃病。

▶▶9.雙側眉毛稀疏，以外側三分之一最明顯，捲曲而折斷，多見於長期失眠，屬精血虧虛之表現。可口服中成藥

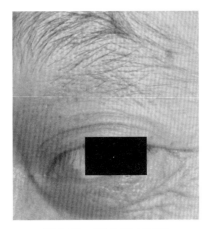

圖2-50　眉毛稀少可數

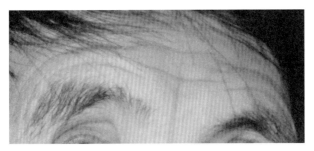

圖2-51　雙眉間有一條豎溝

七寶美髯丹；也可多吃些穀類、豆類、堅果、動物肝臟等食物，使毛囊增多，促進新眉生長。

▶▶10.女性描眉觀性格。髮乃血之餘，精乃榮以鬚，氣乃耀以眉，眉為雙目之華蓋，是一個人面孔之儀錶。

　　平時喜歡將眉毛畫得粗而水平狀，表示性格外向活潑，做事膽大堅強而體健。

平時喜歡畫眉如彎月向下者，表示性格多屬內向，常常處於多愁善感而抑鬱。

平時喜歡畫眉毛向上而彎，表示性格也屬於外向型，做事講話豪爽潑辣、性格剛強、有膽有勇氣。

平時喜歡畫眉毛呈線狀弓形者，臨床發現，此類人做事說話比較謹慎認真，性格溫和愛面子，體貼人，對自己的身心健康也特別關心在意。

▶▶11.女性眉毛特別濃黑，提示此人腎上腺皮質功能亢進信號，應去醫院檢查。

▶▶12.完全不長眉毛或眉毛稀、短，可能與內分泌失調或遺傳有關，也可能是由於某些結締組織疾所致。

第三章

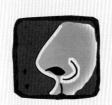

望鼻診病法

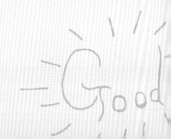

　　鼻，位於面部中央，為一面之本，上頂額頭（天庭），下通於口，是呼吸道的起始部分。上窄部突起於兩目之間為鼻根，向下前延成為鼻梁，下端最為突出的部分為鼻尖，鼻尖兩側略呈弧形隆突的部分為鼻翼，外鼻下方的一對開口是鼻腔的前口叫鼻孔。見圖 3-1、圖 3-2。

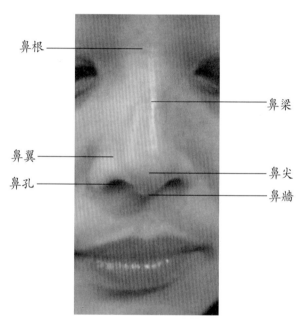

鼻根
鼻梁
鼻翼
鼻尖
鼻孔
鼻牆

圖 3-1　鼻子示意圖 1

　　鼻者，其形屬土。形之始也，氣之門戶也，肺之靈苗也。肺實則鼻塞，肺虛則鼻通。鼻是人面中央最高的部位，是一個未被遮苫的三維錐體，它的外形及對稱與否對一個人面部輪廓的和諧至關重要。

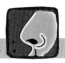

　　民間常說，鼻大之人講義氣，有寫作天賦，講話有感召力。其實，它來源於《禮記‧曲禮》一書：「胎兒在母腹時，鼻子最先成形，奮勇獨前，有似於仗義俠士。所以，鼻大之人必好義。」

　　我們常常可以見到有人當別人發問說話時，習慣用自己手指指著自己的鼻子回答說：「是我。」有趣的是不指面部其他部位，而專指鼻子。可見鼻子對一個人的重要性。正常情況下，鼻子的標準長度為整個顏面的三分之一。鼻根平滿，鼻梁端正高挺不偏歪，鼻頭尖，鼻翼圓大標準，鼻孔不外露，整個鼻部色澤紅潤。

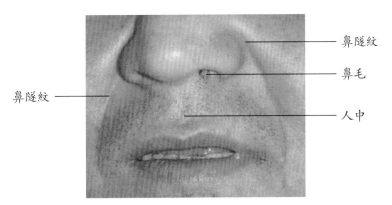

　　鼻隧紋　　　　　　　　　　　　　鼻隧紋

　　　　　　　　　　　　　　　　　　鼻毛

　　　　　　　　　　　　　　　　　　人中

圖 3-2　鼻子示意圖 2

一、望鼻外形、色澤診病法

　　望鼻外形、色澤診病法就是由望鼻之外形、色澤變化來診斷疾病的簡易望診法。

筆者在總結有關古醫書的記載後，結合多年臨床驗證，提出鼻部也同手掌一樣，蘊藏著一個人體健康投影螢幕，也是人體全息反射區。一般來說，鼻正直，呼吸通暢，表示肺氣充盛而身體健康，能長壽。

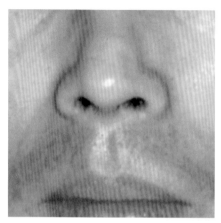

圖 3-3　鼻尖突然發腫

▶▶1. 鼻尖出現紫藍色或鼻尖突然發腫（圖 3-3），提示心臟疾患信號。此患者有家族性心臟病遺傳傾向。也可參見其手部變化，雙手大拇指白色月眉一小一無，指甲皮囊發紅而腫（圖 3-4）；雙手手背靜脈血管浮露明顯者（圖 3-5），均提示先天性心臟病信號。

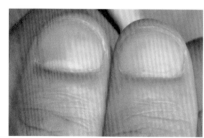

圖 3-4　指甲皮囊發紅、發腫

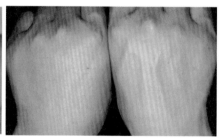

圖 3-5　手背靜脈血管浮露明顯

▶▶2. 鼻塞日久者，若受外感時鼻有痛感者，屬慢性鼻炎急性發作。《聖濟總錄》曰：「肺感風冷，則為清涕，為齆為息肉。為不聞香臭，肺實熱，則為瘡為癰。」

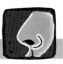

▶▶3. 鼻子上出現有腫塊，提示胰腺或腎有疾患信號。「肺主氣，司呼吸，腎為氣之根，主納氣」氣體出入於鼻竅。名醫薛氏治小便不通，憋急難忍，取嚏得通。肺氣一時散損，腎氣散泄，薛氏知其醫理，而行乎其治見其速效。

▶▶4. 鼻子短時間發硬，提示腦動脈硬化先兆或膽固醇太高，心臟脂肪積累太多。

▶▶5. 鼻尖發硬，提示肝硬化先兆（鼻尖發腫、鼻尖發硬、鼻子上出現腫塊、整個鼻子發硬，這是四種不同的症狀，請讀者加以區別，勿混淆）。

▶▶6. 鼻翼薄，講話時易扇動者（圖3-6），提示此人性格急躁，遇事對人易動怒發火。臨床女性最易多見。

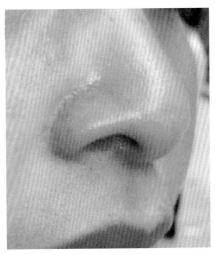

圖3-6　鼻翼薄

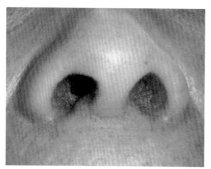

▶▶7.雙鼻孔大而引人注目（圖3-7），提示此人體質差，易患感冒、慢性咽炎和支氣管炎。讀者還可參考該患者的掌紋進行診斷，這是一名54歲女性的掌紋圖（圖3-8）。

圖3-7 雙鼻孔大

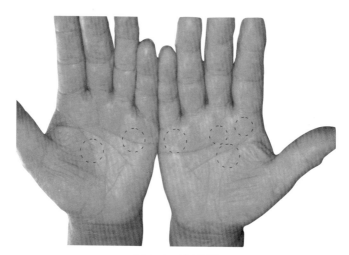

圖3-8 掌紋圖

①雙手生命線近上端處均有明顯的兩三條橫干擾線，提示慢性支氣管炎。②雙手小指下坤位均有明顯的水星垂線紋，提示下肢乏力症。③右手感情線末端分叉紋又有干擾線，提示慢性咽炎、支氣管炎。④右手食指下掌面巽位有明顯的「十」字紋，提示膽結石。

▶▶8.雙鼻孔無原因瘙癢難忍，提示患有腦瘤傾向。

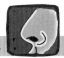

▶▶9.鼻外形似膽囊狀，鼻雙側面均出現淡黃綠色斑點者（圖3-9），多提示膽囊疾病信號。膽病也常反映於鼻。《素問·氣厥論》曰：「胃移熱於膽，亦曰食亦。膽移熱於腦，則辛頞鼻淵（鼻梁凹陷處）鼻淵，鼻淵者，濁涕下不止也，傳為衄衊（音滅，指鼻出血）瞑目。」

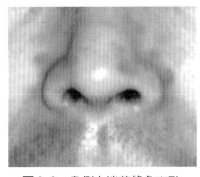

圖3-9　鼻側有淡黃綠色斑點

▶▶10.鼻子無外傷史，卻引起自然慢慢偏歪者（圖3-10），提示此人患有頭痛。

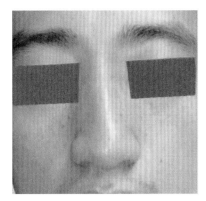

圖3-10　鼻子偏向左側

▶▶11.鼻梁中部變歪者，提示此人脊椎或身體某部對應變曲（圖3-11）。

圖3-11　鼻梁中部偏歪

▶▶12.雙鼻孔一周發紅色者，提示正患有腸炎（圖3-12）。

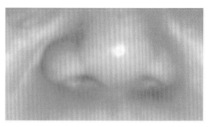

圖3-12　雙鼻孔一周發紅色

▶▶13.鼻孔小者，提示此人易患呼吸道性疾病。

▶▶14.骨乃精成，肉乃血就。天生鼻子短小肉少者，提示此人先天性體質就差，易患突發性心臟疾病和肺方面疾病。

▶▶15.兒童受外邪感冒時，鼻翼扇動明顯，為肺炎的典型症狀。

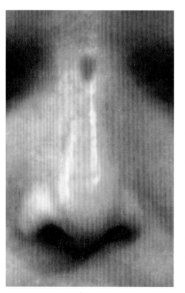

▶▶16.鼻色比顏面其他處色澤發黑色者，提示胃病正在發作。

▶▶17.若鼻梁上獨立出現橢圓狀黃褐色斑者（圖3-13），提示此人患有胃疾，多提示胃下垂信號。

▶▶18.若鼻梁上出現紅黃色片狀，並向兩顴骨擴展，或稍高出皮膚者，可能為系統性紅斑狼瘡。女性多見。

圖3-13　鼻梁上有黃褐色斑

▶▶19.鼻子雙側發紅，並且油膩而光亮（圖3-14），常有皮屑，提示此人體內缺鋅信號。

　　食療方：常吃南瓜子即可。

▶▶20.短時間鼻頭色紅，為脾肺兩臟有實熱信號。

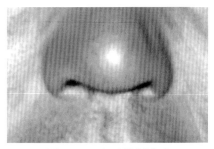

圖3-14　鼻子油膩光亮

▶▶21.手診學員辛萍、孫弘、喬華等提問筆者說：「鼻大口小之人臨床有什麼信息？」答：屬中醫五行中的土克水，提示此人易患脾胃與呼吸道方面疾病。

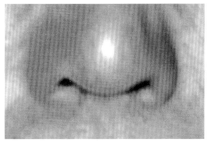

圖3-15　鼻翼、鼻下發紅

▶▶22.青年女性雙鼻翼及鼻下同時發紅色（圖3-15），多提示此人閉經信號。

▶▶23.青年女性雙鼻翼發淺紅色。手指指甲甲牆，耳三角區也伴發紅色（圖3-16），提示此人正在月經期。若每月經期鼻翼發紅色明顯，為月經量多信號。

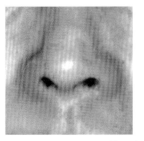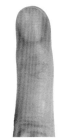

圖3-16　鼻翼淺紅色，指甲甲牆紅色

　　若為男性則提示其體內臟腑因病出血信號。

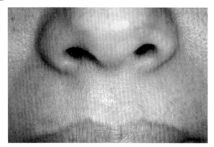

圖 3-17　鼻尖青色

▶▶24.鼻尖突然間發青色者（圖 3-17），多腹痛嚴重發作。

▶▶25.小兒鼻色蒼白者，為脾虛消化不良。

▶▶26.鼻子呈黑黃色發亮者，多為體內有淤血信號。

▶▶27.無論男女，鼻孔處生有小癤子（圖 3-18），提示近期肺胃積熱，消化功能差。

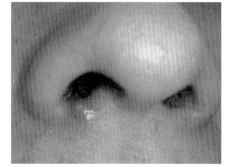

圖 3-18　鼻孔生癤

▶▶28.雙鼻孔清涕流者，提示肺受風寒感冒引起；雙鼻孔黃色稠涕流者，提示風熱肺熱性感冒。

▶▶29.無論男女，若大便乾燥時，多出現左側鼻孔乾燥作癢。《靈樞經》曰：「肺合大腸，大腸者，傳導之腑。」肺與大腸互為表裏，肺所輸布的津液可以下濡大腸，肺氣正常並能幫助大腸的傳導。肺又開竅於鼻。

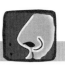

▶▶30.鼻涕常常帶血，多見於鼻癌或鼻內部受傷。早晨起床後第一口痰中帶血者，多提示鼻癌信號。

▶▶31.鼻涕發臭味，多見於嚴重的萎縮性鼻炎。

▶▶32.青年人若鼻根處生有橫紋者（圖3-19），提示消化功能差，操勞過度，思想精神壓力大。建議多唱歌，聽音樂。中醫認為，音樂可以醒脾。《周記》說：「音樂可以勸人飲食。」若一個人鼻梁處有明顯的橫紋出現（圖3-20），提示此人平時性格最愛追求完美，愛操勞，自信。

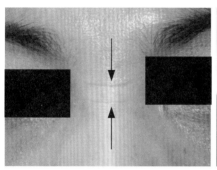
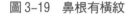
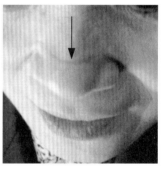

圖3-19　鼻根有橫紋　　　　圖3-20　鼻梁處有橫紋

▶▶33.青少年夏季鼻易出血者，且出血色淡，多為脾不統血。可服中成藥：歸脾丸、十灰丸。

　　非藥物簡易止血法：一是用細繩紮住鼻孔出血異側的手中指近掌面的指節（圖3-21）。二是將雙足放入半盆熱水中。三是給出血鼻側耳孔內用口輕輕吹涼氣。四是用冷濕毛巾頻頻敷額頭。

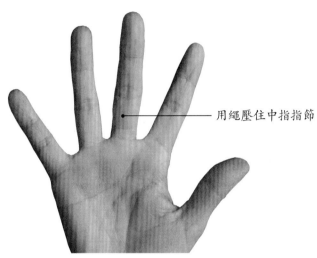

用繩壓住中指指節

圖 3-21　扎住鼻出血異側的手中指節

▶▶34.久病之人，鼻孔突然發青褐色者，危兆。

▶▶35.鼻尖、雙顴處均有紅血絲者（圖 3-22），提示慢性支氣管炎、支氣管擴張。

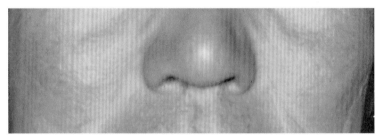

圖 3-22　鼻尖、雙顴處有紅血絲

36.雙鼻孔過小，提示此人肺活量小（圖 3-23）。

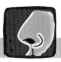

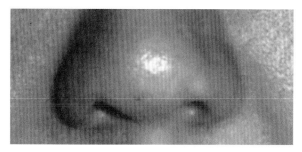

圖 3-23　雙鼻孔過小

二、望人中診病法

　　人中，即鼻下和上口唇中間的豎形凹陷溝。標準人中約為本人的中指橫等高長。《靈樞·五色篇》曰：「面王以下者，膀胱子處也。」張介賓在《類經》第六卷「面王以下者，人中也，是為膀胱子處之應，子處，子宮也。凡人中平淺而無髭者多無子」。《形色外診簡摩》曰：「人中內應脾胃，下應膀胱子戶。」說明人中部位的色澤、形態等變化，可以診斷脾胃和生殖泌尿系統病變。

　　臨床上在人中針刺留針對婦科下腹部手術有麻醉之功效。對急性腰扭傷疼痛難忍者求醫時，筆者常常用瀉法針刺人中，能取立竿見影之效。

　　另外，人中也是人們急救昏厥者的常用穴位。

　　人體有實用價值的全息元，都是經過歷代醫學家在臨床上大量實踐後之總結結果，尤其是現代中外學者又進行了不同程度的大量臨床研究。故，人中診病是有據可循的，是科學的。

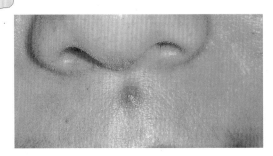

圖 3-24　人中生小癤

▶▶1.無論男女人中生小癤者(圖 3-24)，提示胃火上炎。建議調解飲食，禁食生冷，勿過饑過飽。

▶▶2.無論男女，人中生有一凸起的小米粒大小的紅硬疹結，較長時間不消退，提示尿路患結石信號，見《望手診病圖解》第 226 頁彩圖。尿路結石患者小指指甲面伴有白色斑塊，結石大小同指甲面白色斑塊大小成正比。另外，前列腺結石患者，手掌小指下掌面坤位並伴有褐色斑塊。雙手猶如戴手套一樣感覺。

▶▶3.女性人中有不凸起的鮮紅小星點者，如同過敏性紫癜斑點一樣（圖 3-25），提示婦科患有惡變病信號。若女性人中有紅腫小丘疹，多提示子宮內也有對應的小腫物。讀者可以參見筆者編著的《實用掌紋診病技術》第 172 頁第 39 條人中診病病例學習。

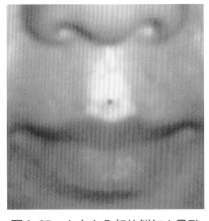

圖 3-25　人中有凸起的鮮紅小星點

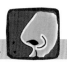

▶▶4.女性人中生出有黑點狀痣者（圖3-26），提示易患婦科方面疾患，多為婦科炎症。

▶▶5.上唇厚而人中高翹者（圖3-27），提示女性性功能強，易患婦科炎症。

▶▶6.女性人中極短者（圖3-27），提示易患婦科炎症。

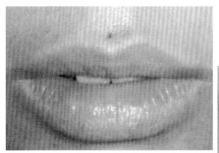

圖3-26　人中有黑點狀痣

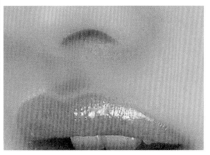

圖3-27　上唇厚而人中高翹

▶▶7.女性人中溝一側有麻木感者，多提示子宮肌瘤信號。

▶▶8.若一個人患痢疾嚴重時，而且人中處發黑，提示危症。若男性在正常情況下突然間人中發青黑色，多提示患有尿管結石病。

▶▶9.女性人中呈圓形狀者（圖3-28），提示性功能強。

▶▶10.女性人中呈梯形狀者，即上窄下寬（圖3-29），提示此人子宮後傾，易患腰痛。

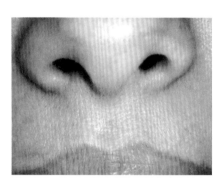

圖3-28　人中圓形

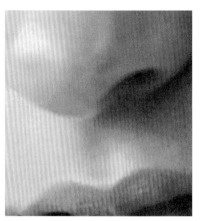

圖3-29　人中梯形

▶▶11.女性人中平淺，幾乎看不到人中，提示易患不孕症。

12.女性人中旁生有明顯黑痣者（圖3-30），提示易患婦科方面疾患，以婦科癥瘕最易多見。

▶▶13.女性人中變得鬆弛拉長，提示子宮脫垂信號。體質差者和50歲以上的婦女多見。

▶▶14.中年女性人中有明顯的橫紋穿過（圖3-31），多

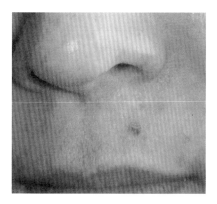

圖 3-30　人中旁有黑痣　　　　　　圖 3-31 人中有橫紋

提示此人操勞過度。

▶▶15.青年女性人中短時間出現橫紋（圖 3-32），新婚者多見。

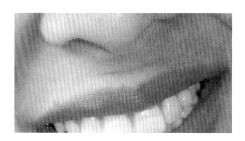

圖 3-32　人中短期內有橫紋

▶▶16.男性人中短平，提示易患無精、精子成活率低下，陽痿、早洩以及性功能差。

　　食療：南瓜子含鋅豐富，可促進睪丸素的分泌，有助於增加男性精子數量和質量。維生素也有提高精子質量的

作用。

▶▶17.女性人中短平，多提示子宮發育不良。若女性乳房明顯大小不一或發育過小，或乳頭上翹，均提示生殖功能發育不良，易患不孕症。

▶▶18.女性人中上下寬窄幾乎一樣，兩側棱邊明顯肥厚（圖3-33），提示幼稚型子宮、先天性不孕症信號。

　　病例：女，39歲，鄭州市人。參見右手掌紋圖（圖3-34）。性線只有明顯的一條，延到小指中垂線處。

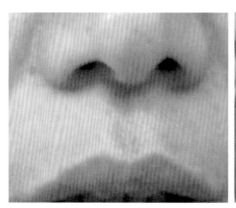

圖3-33　人中棱邊肥厚

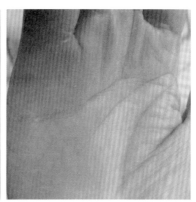

圖3-34　右手掌紋圖

　　有關望手診病的內容，讀者可以參見筆者編著的《掌紋診病實例分析圖譜》等拙著學習。

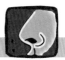

三、望鼻隧紋診病法

　　鼻隧紋，俗稱笑紋。就是一個人鼻兩側生出向下走到口兩邊的面部自然紋理。一般人在35歲之後會出現明顯的鼻隧紋。《靈樞經》卷六師傳第二十九曰：「鼻隧以長，以候大腸；唇厚，人中長，以候小腸。」就是說，鼻隧紋深長廣闊，大腸的功能也正常；口唇厚，人中溝長得標準，小腸的吸收功能就好。

　　手診講師班優秀學員，西安潑婦魚莊經理楊貴飛先生建議筆者編著這部小著時，將易學易懂臨床診斷準確率高的觀鼻隧紋病法專門列出一節講述。現將臨床觀鼻隧紋診病技術介紹如下。

1.習慣性便秘

　　兩側鼻隧紋緊逼口兩側而行者（圖3-35）。

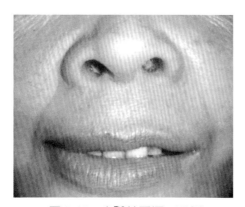

圖3-35　鼻隧紋緊逼口兩側

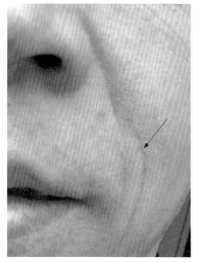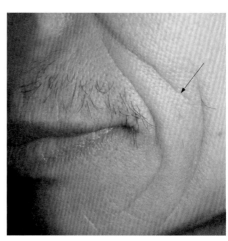

圖3-36　鼻隧紋呈斷裂狀

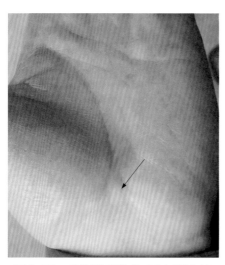

圖3-37　手掌近手腕處「O」形島紋

2.慢性腸炎與痔瘡

　　有一側鼻隧紋呈斷裂狀者（圖3-36）。這裏提醒讀者，一個人如果長期患腹瀉，用藥效果甚微，觀其手掌近手腕處有一個「O」形島紋明顯較大（圖3-37），若「O」形符號發白色並凸起，患者千萬不可大意，因為這是直腸或大腸腫瘤之信號，應積極去醫院檢查防治。這是筆者多年臨床研究總結出來的。

有資料報導，大腸癌瘤各段占比例為：直腸60%，乙狀結腸16%，盲腸12%，升結腸5%，降結腸0，橫結腸4%，升結腸與橫結腸彎曲處3%（圖3-38）。

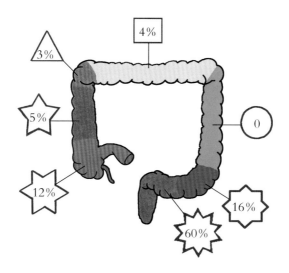

圖3-38　大腸癌瘤比例示意圖

3.食道癌

兩側鼻隧紋末端均走流進入口角，或有走向口角之傾向（圖3-39）。

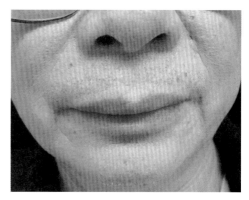

圖3-39　鼻隧紋末端入口角

病例：男，60歲。上海人。雙條鼻隧紋末端走流入口角。我們再看患者的右手掌紋示意圖，見圖3-40。中指無名指縫下感情線上有方形紋扣住，提示患者應高度警惕防治食道癌的發生。因為食道癌有遺傳傾向。患者當時告訴筆者他家族的確有食道癌病史。手掌月丘有三條明顯的放縱線，為糖尿病日久。請讀者注意，不是所有的糖尿病患者都有此樣放縱線。生命線末端地丘處有小凹坑，提示腰椎間盤突出。

該患者是經人介紹來找筆者看皮膚病的，他患全身性

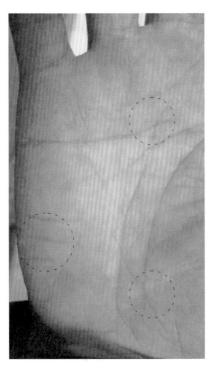

圖3-40　掌紋示意圖

瘙癢症 3 年之久，多方醫治不效。筆者診斷後告訴他，只要有效地控制糖尿病，皮膚病才能得以治療。這種由糖尿病引起的蕁麻疹、牛皮癬、全身性瘙癢症單純予以按皮膚病治療的方法，療效不會太好。

4.腦中風

鼻隧紋兩側深淺、長短明顯不一（圖 3–41、圖 3–42），提示有家族遺傳性腦出血史。若一個人一側鼻隧紋從半路生出無根，建議也應積極防治腦中風發生。

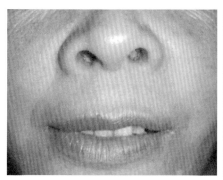

圖 3-41　鼻隧紋深淺不一

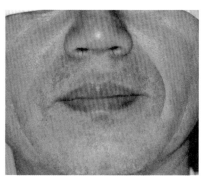

圖 3-42　鼻隧紋長短不一

筆者認為，當人的身體健康時，要愛護它，重視它，留住它，活得幸福。切莫大意導致因病致貧，因病致殘而悔之晚矣！

腦出血有遺傳傾向，發現疾病信號應早診斷、早預防。由於腦組織缺血缺氧，就會頻頻地打哈欠，有80%的中風病人發病5～10天前有哈欠連連的臨床表現信號。

5.健康長壽

兩側鼻隧紋為光滑明晰不間斷不分叉而廣闊。兩側或一側若出現雙條平行為伍的鼻隧紋，也提示健康長壽之象徵。

6.胃疾

單條或雙條鼻隧紋過長而包住嘴巴（圖3-43），提示此人形體消瘦，易患胃疾。但此類人大多工作頑強，吃苦性強，抗病能力強。

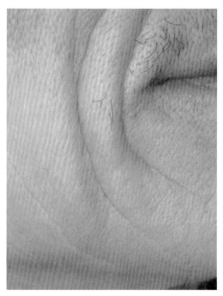

圖3-43　鼻隧紋過長包住嘴巴

第四章

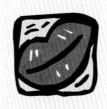

望口診病法

陳搏說：「口乃言語之門，飲食之具，萬物造化之美，又為心之外戶，賞罰之所出，是非之所會也，端厚不妄誕謂之口德，誹謗多言謂之口賊。」常言道，言從心出，禍從口出。西晉哲家傅玄說：「病從口入，福從色敗。」《靈樞‧脈度》曰：「脾氣通於口，脾和則口能知五穀矣。」由此可見，口是人胃容納五穀雜糧乃至肉欲之海口，是人們語言交際的第一工具，也是傳播疾病的罪魁禍首，口對人的生存健康及發展至關重要。

一、味覺診病法

1.口苦

多為膽和肝熱盛所致。可口服中成藥龍膽瀉肝丸三兩天即可。

2.口甜

多為脾胃功能失常所致。可口服中成藥保和丸。

3.口鹹

多為腎虛寒所致。可口服中成藥金匱腎氣丸。金匱腎氣丸治療女性腳跟痛效果理想。

4.口酸

多為肝膽之熱侵脾或胃有宿食所致。可口服中成藥龍膽瀉肝丸或大山楂丸。

5.口香

如蘋果腐爛味，多見於嚴重糖尿病。臨床上糖尿病往往與高血壓併發，導致心臟、腦血管、腎臟的受損。健康

應以預防為主，所以，狙擊糖尿病要均衡飲食，把住嘴，多運動少肥胖。

6.口臭

多為便秘、勞鬱所致。可口服中成藥防風通聖丸。醫學家喻嘉言說：「防風通聖丸可多服，有和血益脾之功。」若口臭薰人，提示胃癌信號。若平時口臭或吃大蒜後口臭煩人時，可嚼口香糖或茶葉來緩解。

這裏介紹兩個簡便方法除口臭：一是吃大蒜後口臭時可口含中藥當歸一兩片即可。二是口臭時口含少許中藥細辛可除。

7.口辣

多為肺熱壅盛或胃火上炎所致。可口服中成藥三黃片。

8.口淡

多為脾胃虛弱，運化失調。可口服中成藥健脾丸。

9.口澀

腸胃神經官能症或煩躁通宵失眠者。可口服中成藥歸脾丸或溫膽丸。

10.口黏膩不爽

多為脾有濕邪所致。

11.口黏土味臭

多為肝炎或肝硬化所致。

12.口尿臭味

多為腎臟疾患所致。

13.口腐爛味

多為牙床發炎所致。

二、望口唇診病法

　　口唇的毛細血管極為豐富，故其色澤與全身的氣血是否充盈有關。

▶▶1. 口唇出現紫紅色，屬血分受淤熱所致（圖4-1）。

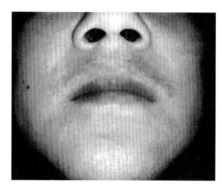

圖4-1　口唇紫紅色

▶▶2. 男以精神顯貴，女以血氣榮華。女性上唇有一條白線沿唇邊走向（圖4-2），多提示血虛、貧血信號。建議

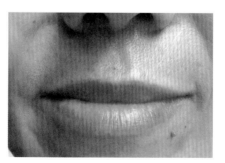

圖4-2　上唇唇邊有白線

此人應查明原因，積極治療。

▶▶3. 男性口唇如塗了顏料樣色紅（圖4-3），提示此人易患呼吸道系疾患。若一個人剛剛手術後口唇發紅，為缺氧所致。

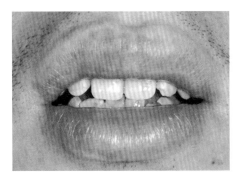

圖4-3　口唇如塗紅顏料

▶▶4. 口唇糜爛，為脾火、脾胃積熱消化不良所致。傳統醫學認為，脾喜燥惡濕，開竅在口，其華在唇。若口唇內習慣性復發潰瘍者，建議此人多聽自己感興趣的音樂，學唱歌。《史記・樂書》曰：「音樂者，所以動蕩血脈，流通精神。」音樂，可以醒脾開胃，其效果顯著。

▶▶5. 口流涎液，多為脾胃不和所致。

▶▶6. 口唇發紫藍色（圖4-4），多為心臟病信號。

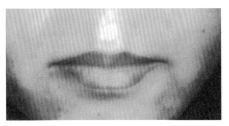

圖4-4　口唇發紫藍色

▶▶7. 口唇發青烏色（圖4-5），屬氣血循環功能差。

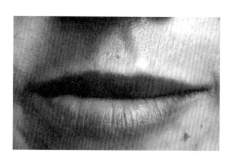

圖4-5　口唇發青烏色

▶▶8. 口唇乾裂，屬脾經有熱所致。若口唇及口內發乾，屬外渴，可將中藥葛根與天花粉加入複方中應用。若咽喉部位發乾燥，屬內渴，可將中藥麥冬與知母加入複方中應用。若飲酒後口唇和嗓子發乾，為正常的反應。

▶▶9. 下口唇內黏膜出現黑色斑點者（圖4-6），屬腸胃病較重，應防止其向惡化發展。

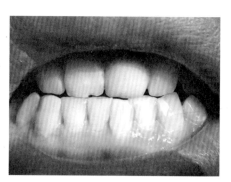

圖4-6　下口唇內黏膜黑色斑點

▶▶10. 口唇波及臉面和雙手掌出現雀斑樣黑點者，是皮膚科的黑子病，為腸息肉引起所致。讀者可以參見《望手診病圖解》一書第 227 頁病例 9 彩圖學習。

▶▶11. 小兒下口唇內黏膜出現小白色點者，多為腸道寄生蟲所致。

▶▶12. 口唇出現深紅色兼乾巴者，屬脾胃有內熱。

▶▶13. 久病時，口唇突然間發黑色者（圖 4-7），危症信號。

▶▶14. 女性上口唇皮膚出現褐色明顯者，為體內濕痰或腎功能受損所致（圖 4-8）。

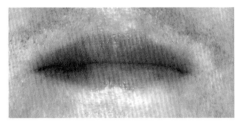

圖 4-7　口唇發黑色

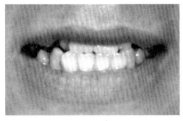

圖 4-8　上口唇褐色

▶▶15. 口唇從兒童時期開始就乾裂，時好時壞，為先天性營養不良，臨床根治困難。

▶▶16. 夏天口下唇糜爛起小疱潰爛者，多為日光性唇炎。

此病易復發。筆者多年從事中醫臨床皮膚科工作，此類患者手掌均有食指和中指縫與小指和無名指縫掌面處有弧形連線掌，手診醫學稱其為過敏線（圖4-9）。

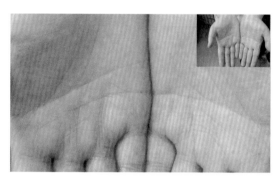

圖4-9　過敏線

建議在強烈日光下外出活動時應採取遮陽措施。對頑固者臨床可用慶大黴素注射液1～2毫升或維生素 B_{12} 注射液1毫升與地塞米松注射液1毫升中和後，用口腔科細長針頭注射器從口唇一側刺入，邊進針邊慢慢推藥，嚴重者每30天注射一次。筆者臨床多例驗證，此方簡便費用低，臨床效果持久。此方法需專業醫生操作。

▶▶17. 囗唇大而厚，提示小腸吸收功能良好。《靈樞》曰：「唇厚，人中長，以候小腸。」口唇大而唇薄者，提示先天性脾胃消化功能差。

　　口的大小標準：一是以本人雙目瞳孔向下目測做垂線，若口大小同雙垂線寬度相等為標準。二是以本人口的寬度同兩側臉腮寬度之和為標準。

▶▶18. 女性口小引人注目者（圖4-10），提示此人骨盆也偏小，生孩子時剖腹為幾率大。

▶▶19. 男性口小引人注目者（圖4-11），臨床驗證十有八九有包皮，易患包皮龜頭炎，建議早手術切除為上策。

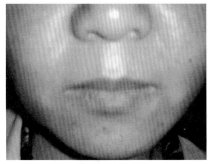

圖4-10　女性口小者

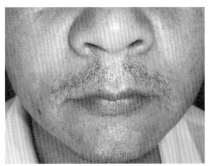

圖4-11　男性口小者

▶▶20. 無論男女，上口唇比下口唇外突者（圖4-12），或上口唇中央厚並上翻者（圖4-13），均提示此人性功能強。

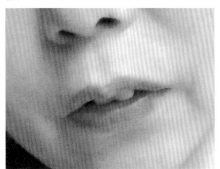

圖4-12　上口唇外突

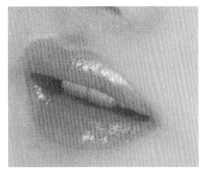

圖4-13　上口唇中央厚並上翻

▶▶21. 中年人或老年人一時間內自然閉口時上下口唇無意合成一個包形狀者（圖4-14），似乎在有意用力閉口，提示有患腦出血預兆。建議應多休息，勿熬夜勞累，禁酒，忌動怒發火，防治大便乾燥，以免誘發腦出血病發生。應積極給體內補充維生素 C，可口服複合維生素 C 片，或吃活血和能軟化血管的食物。

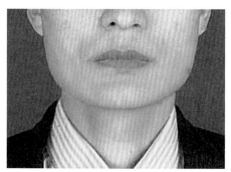

圖4-14　自然閉口時形成包形狀

▶▶22. 自然閉口時，口呈「一」字形緊閉者，多為外痔引起疼痛難忍。外痔為脊神經所轄，所以有痛感，內痔通植物神經，所以常常不感到疼痛。

　　這裏介紹外痔發作脫出肛門口疼痛難忍自我簡易療法：先將痔核肛門部位用溫熱水洗淨，再側臥後用紅黴素等潤滑劑軟膏塗於痔核面上，用戴醫用膠皮手套的手指輕輕按摩送入肛門內；然後用約 6 公分寬的紗布（也可用衛生紙代替）纏成直徑 3 公分左右的硬布（紙）棒，橫面堵住肛門口使痔核無法脫出，用膠布兩三條向背部和小腹部上提固定。此方法止痛迅速，恢復快。

▶▶23. 口角或唇位發白色者（圖4-15），為皮膚病白癜風病，此類型白癜風多波及至肚臍（圖4-16）、雙手和其他九竅周圍及至全身。此癜具有夏秋發病快、冬春不擴大之特點。九竅部位白癜風屬中醫辨證論治中的濕熱型白癜風。其治則宜用清熱除濕法。

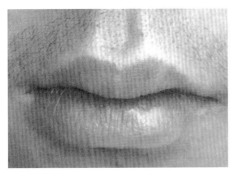

圖4-15　口角白癜風

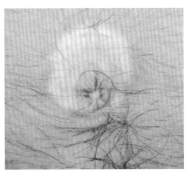

圖4-16　肚臍白癜風

內服中藥方劑：苦參10克，桑葚30克，紫丹參30克，女貞子15克，旱蓮草20克，白蒺莉30克，紅花10克，甘草10克。水煎後早、晚分服。14日為一療程。若皮膚上出現小面積或圓形白色皮損，中央有一顆黑痣者（圖4-17），現代醫學稱為離心性後天性白斑病。

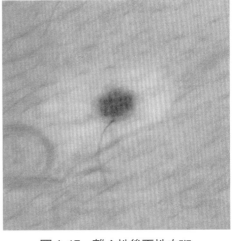

圖4-17　離心性後天性白斑

▶▶24.上口唇內系帶上出現褐色斑點者（圖4-18），或眼睫毛也變長了，提示此人患嚴重的肺結核病。

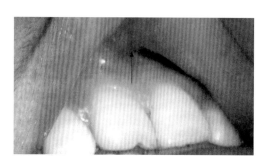

圖4-18　上口唇內系帶上有褐色斑點

▶▶25.上口唇內系帶上出現小肉結贅生物（圖4-19），提示痔瘡疾患。小肉結在系帶左側者（圖4-20），提示痔核在患者肛門左側。系帶在右側者（圖4-21），提示痔核在患者肛門右側。若小肉結在系帶中央部位處，提示痔核在患者仰臥時肛門的正上方，如鐘錶12點位置處。若系帶

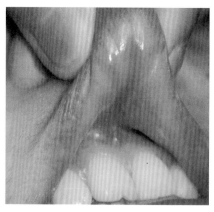

圖4-19　上口唇內系帶有白色小肉結

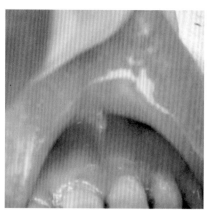

圖4-20　小肉結在系帶左側

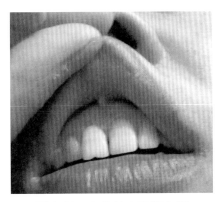

圖 4-21　小肉結在系帶右側

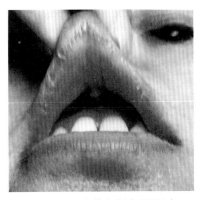

圖 4-22　系帶肉結紅腫而大

肉結紅腫而大，提示此人痔瘡正在發作期（圖 4-22）。

▶▶26.女性講話時頭向一邊歪，或有時偶然口向一邊扯（圖 4-23），均提示患乳腺增生信號。

▶▶27.閉口時雙口角下垂者（圖 4-24），臨床發現此類人善思易慮，易患脾胃病。古醫學家曰：「思出於心，而脾應之。」

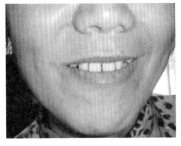

圖 4-23　說話時口向一邊扯

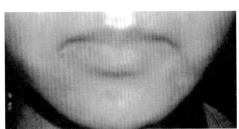

圖 4-24　口角下垂

▶▶28.臉面是心態的標誌。閉口時口角略上翹之人（圖4-25），性格開朗活潑。

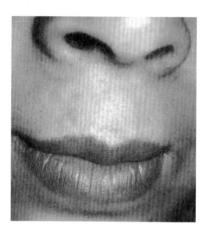

圖 4-25　口角上翹

▶▶29.若一個人自幼年口就微微地向一側稍向上斜者，此類人善辯，喜歡計謀性的工作，但易患心臟方面疾病。

▶▶30.久病時突然間口不能閉者，屬脾陽絕，危兆。

▶▶31.口唇作癢有腫跡乾裂兼痛者，為胃火上炎，宜用中成藥黃連上清丸之類治療。若口唇發麻木感，飲食又口淡無味，食欲減退，提示胰腺功能有障礙。

▶▶32.青年女性因文唇過敏，口唇發乾裂或腫脹滲液（圖4-26）。臨床採用抗生素治療難於取效時，筆者常用治療痔瘡外用的九化膏外塗，均一週左右治癒。筆者經驗原載2004年2月12日《中國中醫藥報》。

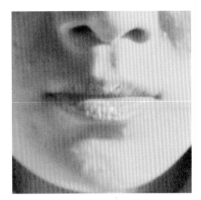

圖4-26　雙唇過敏

▶▶33.口雖流涎不止，但口發熱喜飲水，為胃火所致。若小兒流涎可用中藥生白朮適量研末，加水拌適量糖放入碗中，在鍋內蒸後待溫口服，每日3次，每次3克左右，一般7天可癒。

▶▶34.口舌生瘡者，屬心火胃火上炎所致。症見滿口及舌面有多點瘡瘍，進食時刺激疼痛，特別是吃生番茄時疼痛更甚。

外治法：中藥細辛研末3～5克涼開水調成餅狀放於肚臍處，膠布固定，每兩日一次。一般5天可癒。此方藥3克可用醋調後固定於小兒肚臍處，可治小兒流涎，每兩日一次。

▶▶35.口角糜爛，為心火胃火過旺或胃中宿食所致。屬西醫病名的「單純疱疹」。

▶▶36.口唇淡而不華，為脾失健運，氣血虛少。提醒青年女性身體不適去醫院看病時，最好不要塗有色唇膏，以免給醫生望診帶來障礙。

圖 4-27 所示的病例就是一例青年女性患者，由於就診時塗了有色唇膏而影響了醫生的望診判斷。

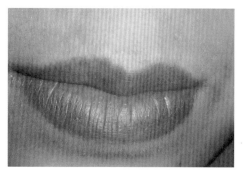

圖 4-27　塗有色唇膏的女性患者

第五章

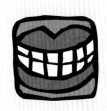

望牙診病法

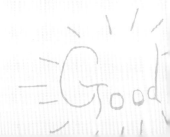

　　牙齒是人體外露百骨之精華。《口齒類要》曰：「諸經多有會於口者，牙齒是也。」牙釉的硬度僅次於金剛石。它是咀嚼食物助消化的第一道加工程式，是運化食物給人體營養的關鍵。故，有則廣告說得好：「牙好胃口就好，吃嘛嘛香，身體倍兒棒！」

　　牙齒大小應以均勻如石榴，長而密直，多而如白銀為佳。牙齒長得堅牢而密固者，其人健康長壽。同時，牙齒對人講話發音也有輔助之作用。中醫講：腎主骨，齒為骨之餘，齒同骨出於一源，也是由腎精所充養。牙齒的生長脫落與腎精的盛衰有密切關係。健康成人上下牙齒共計 32 顆。

一、牙痛診斷與治療

　　一般上牙多屬於中醫經絡的足陽明胃經，下牙多屬於經絡的手陽明大腸經，因胃絡脈入齒上縫，大腸絡脈入齒下縫。牙齒是硬牙齒先落，故筆者建議人在 45 歲以後，應對牙齒進行定期保護。

　　一是用食、中二指腹肚每日 2～3 次在口周順、逆時針按摩，或用木梳柄、刮痧板沿口周走圈按摩，每次 10 分鐘左右。

　　二是養成常常叩齒的好習慣。

　　《尚書》曰：「常常叩齒，能殺死鬼魅。」《抱朴子》曰：「清晨健齒三百過者，永不搖。」話雖有些過，但經常叩齒是保護牙齒的簡便理想方法。

（一）葉氏治療牙痛基本方介紹

處方：生地 30 克，石膏 30 克，防風 10 克，青皮 10 克，荊芥 10 克，甘草 6 克，大黃 6 克（後下）。水煎服。每日 1 劑。

基本方加減：若上四顆正中門齒痛，為心經火上炎所致。上方去防風、青皮，加黃連、梔子、麥冬各 9 克。

筆者注：黃連 9 克長於瀉火解毒，6 克長於燥濕理中，3 克以下味苦健胃。若無黃連時可用苦參代替。生梔子研末外敷，治外傷性腫痛有消腫止痛之功，塗敷於癰腫也有良效。若上左邊齒痛為膽火所致，基本方加龍膽草、羌活各 9 克。若上右邊齒痛，為大腸火所致，上方加炒黃芩、桔梗各 10 克。

筆者注：若胃酸過多黃芩配半夏可抑制胃酸。若上兩邊齒均痛，為胃火所致，上方加川芎、白芷、梔子、升麻各 9 克。

筆者注：石膏 30 克以上善退陽明實熱，減到 10 克無效。若下左邊齒痛，為肝火所致，上方加柴胡、炒梔子各 9 克，若高血壓者，再加夏枯草 15 克。若下四顆門齒痛，為腎火所致，上方加知母、黃柏各 10 克。若下右邊齒痛，為肺火所致，上方加桔梗、炒黃芩各 9 克。若為顏面發腫，為風熱，加地骨皮 15 克，五加皮 10 克。若下兩邊齒痛，為脾火所致，上方加白朮、白芍各 12 克。

（二）鄧鐵濤教授治牙痛經驗方

處方：旱蓮草 15 克，側柏葉 15 克，細辛 6 克，海桐

皮 30 克。水煎服。

專治牙痛、牙床紅腫痛。

(三)治牙痛驗方介紹

基本處方：石膏 30 克，獨活 20 克，細辛 9 克。水煎服。加減：口乾陰虛者加生地 30 克；虛熱者加地骨皮 15 克；疼痛明顯者加青皮 15 克；牙床出血者加白茅根 30 克；牙齦潰爛者加蒲公英 30 克。

(四)牙痛民間方介紹

▶▶1. 生大黃 3～6 克，開水沏茶樣泡服。

▶▶2. 白楊樹根之白皮適量，水煎後加白糖一勺內服。

▶▶3. 蛀牙痛：新石灰以蜜製成小丸置於齒蝕之處，效佳。

▶▶4. 習慣性頑固性牙痛方：蒼耳子 6～10 克，炒黃去殼，將蒼耳子仁研細末，與一個雞蛋調勻，不放油鹽，炒熟食之，每日 1 次，連服 3 天。此方對三叉神經痛也有良效。

二、望牙齒大小、外形、色澤診病法

▶▶1.一個人從幼年開始門牙向外齜著（圖 5-1），或從小牙齒排列不整齊者，多為遺傳所致。為了美觀，可去口

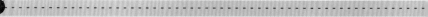

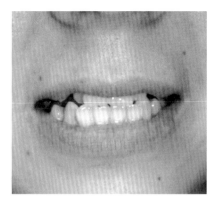

圖 5-1　牙排列不齊

腔醫院進行矯治，效果理想。以上反映此類人性格倔強，愛拗勁。

▶▶2.上門牙較大，且縫隙也大引人注目者（圖 5-2），多為先天性體質差。

▶▶3.若門齒短時間內發雪白色（圖 5-3），提示腎虧。男性早泄者多見。

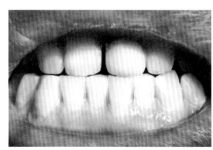

圖 5-2　上門牙縫大

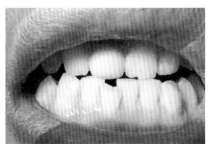

圖 5-3　門齒短時間內雪白色

▶▶4.若門齒過早受傷而脫落者（圖5-4），可導致其人脾胃功能差，腎虧。

▶▶5.成年人牙齒一直發青黃色者，為幼年長時間服用四環素引起的，醫學上稱其為「四環素牙」（圖5-5）。

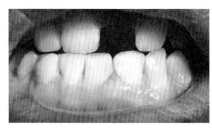

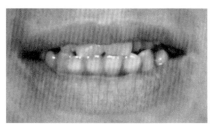

圖5-4　門齒過早脫落　　　　　　　圖5-5　四環素牙

▶▶6. 若一個人久病，突然間門牙齒變枯黃，為危證。

▶▶7.一個人常常牙床出血，說明凝血功能出了問題，應去醫院檢查。

▶▶8.牙齒受傷活動時，或脾胃虛弱引起牙齒活動時，患者可洗淨手用拇指、食指在活動牙根處內外堅持按摩，可恢復固齒。筆者臨床指導患者多例，效果理想。

▶▶9.天生牙齒排列雜亂刺眼，提示此人遇事易衝動發火。遇到挫折或不平不順心時易動武而犯錯誤，甚至導致追究刑事責任。建議此類人平時練習書法、打太極拳、下棋，多參加一些集體娛樂活動。平時多吃一些含維生素C

豐富的蔬菜水果。

▶▶10.古人云：「牙齒銀白整齊密固者，此乃名播四方，口才好，高貴，長壽。」（圖5-6）其實，高貴、名揚天下是遺傳、營養、人生觀、勤奮、吃苦、道德、實踐、想象、努力所流血流汗拼搏的命運結果，而不是一口美麗的牙齒所能主宰的。

　　筆者20多年臨床驗證，此類人往往身體健康，耐病能力、免疫力強，工作學習有毅力，勇於實踐，對人對事往往持實事求是的唯物論觀點。

▶▶11.老年人若滿口牙齒呈油黑色（圖5-7），詢問多為幾十年長期愛飲濃茶所致，又不自覺刷牙。

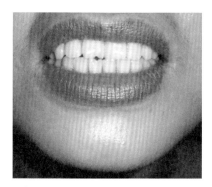

圖5-6　牙齒整齊緊固

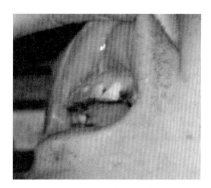

圖5-7　牙齒油墨色

▶▶12.感冒時觀牙齒無津液潤色者，為熱盛損傷所為。治則應滋陰補水。

▶▶13.滿口牙齒鬆動者,應積極防治糖尿病的發生。

▶▶14.夜間睡覺磨牙者,小兒多為體內有寄生蟲,成人多為胃中有積食。患者睡覺時口含一小塊陳皮可防治。若一個人長時間夜裏熟睡咬牙磨牙,並有顏面發青黑色,屬體內缺乏維生素 C 和食鹽,應積極補充,以解除磨牙之苦。

▶▶15.青壯年門牙齒面出現白色斑者(圖 5-8),提示腎虧、性功能障礙信號。

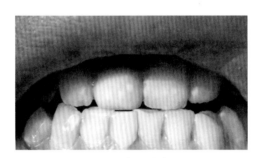

圖 5-8　門齒有白色斑點

▶▶16.下牙包上牙者,俗稱「地包天」。此類人女性多見,屬遺傳,與健康無關係。

三、望鬍鬚診病法

　　鬍鬚是生長在成年男性的鼻下上唇面和下頦處的毛髮。健康人的鬍鬚潤澤富有彈性,不同人種有不同人種的鬍鬚色澤。鬍鬚是成年男性健康、美觀體魄標誌之一。中

醫古籍《醫方集解》中的「七寶美髯丹」就是治療鬚髮早白的有名方劑，傳說此方古代是醫家獻給皇上的秘方。

►►1.鬍鬚色黃而稀少，色澤與自身頭髮色澤相差甚遠，提示此人體質差，易患感冒。

►►2.鬍鬚波及臉兩側過於濃密者，美名「全臉鬍」。此乃遺傳所為。若一個人鬍鬚旺盛者，同時陰毛、腋毛也濃。

►►3.久病者鬍鬚突然發直變硬，提示危證。

►►4.大「八」字鬍鬚者，是指人中部位光滑較寬，只有上唇兩邊生有鬍鬚者。相學講：此人幼年早離父母或母親。這純屬個別現象，不可信矣！臨床發現此類人多患有胃疾和關節炎病。

►►5.一個人只有下頦少量鬍鬚，口上至鼻下面無鬍鬚。臨床發現此類人先天體質差。

►►6.鬍鬚雜亂粗而少，反應遲緩者多見。

►►7.鬍鬚漸漸發紅、黃色者，提示此人免疫功能差，易患感冒。

►►8.黃褐斑色澤樣鬍鬚者，臨床反覆驗證，此類人聰

明，感情豐富。可能多由於勞累及思考過多原因，易患脾胃疾患。

▶▶9.鬍鬚延伸到喉結處之人，臨床多見性格開朗，往往富於理想。

▶▶10.鬍鬚油黑而濃者，性格多倔強，易我行我素。人體較穩定的心理特徵稱性格。如好勝心強、性格急躁的人易患心臟病、高血壓，內向、自憐、自卑的人易患脾胃病、癌症。

第六章

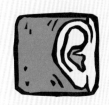

望耳診病法

　　腎開竅於耳，貫腦而通於心胸，為心之司，主要依賴於腎精充養。故，腎氣旺則清而聰，腎氣虛則昏而濁。古人曰：「耳厚而堅，聳而長，皆壽相也，耳輪外相分明，其人聰悟。」耳位於頭部的兩側，凸面向後，凹面朝前，以彈性軟骨為支架，外覆皮膚，皮下組織很少，但血管神經豐富，下方無軟骨，為結締組織和皮下脂肪，名曰耳垂。《靈樞·口門篇》曰：「耳者，宗脈之所聚也。」由此可見，大約 2000 年前我們的祖先已發現了耳與全身經絡之間的關係。

　　健康人的耳朵豐厚光澤而紅潤，說明腎氣旺盛。耳形似一個人的倒立體。見外耳圖（圖 6-1、圖 6-2）和耳部反射區示意圖（圖 6-3、圖 6-4）。

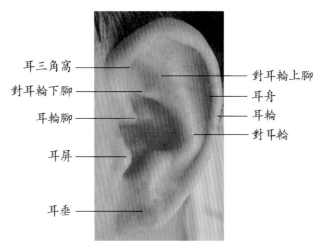

耳三角窩　　　　　　　　　　　　對耳輪上腳
對耳輪下腳　　　　　　　　　　　耳舟
耳輪腳　　　　　　　　　　　　　耳輪
　　　　　　　　　　　　　　　　對耳輪
耳屏
耳垂

圖 6-1　外耳圖 1

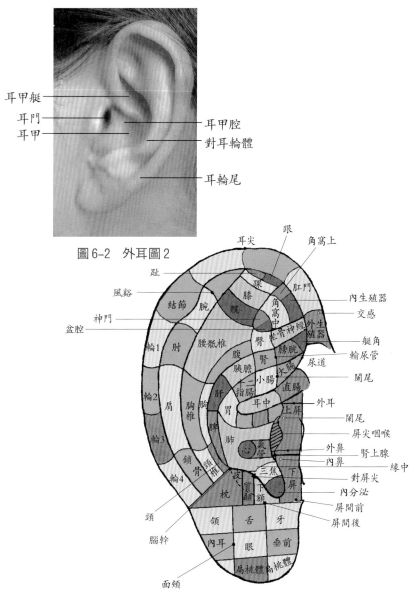

耳甲艇

耳門

耳甲

耳甲腔

對耳輪體

耳輪尾

圖6-2　外耳圖2

耳尖　跟　角窩上

趾

風谿

結節　腕

神門

盆腔

輪1　肘

腰骶椎

踝

膝　肛門

髖　角窩中

臀　坐骨神經

腹　腎　膀胱

胰膽

十二指腸　小腸

肝　耳中

胃

肺

心　氣管

交感

腎上腺

緣中

對屏尖

內分泌

屏間前

屏間後

內生殖器

外生殖器

艇角

輪尿管

闌尾

外耳

闌尾

屏尖咽喉

外鼻

內鼻

輪2　肩　胸椎　胸

輪3

頸椎

鎮骨

輪4

枕

頸

腦幹

三焦

下屏

下額

頷　舌　牙

內耳　眼　垂前

扁桃體扁桃體

面頰

圖6-3　耳反射區圖1

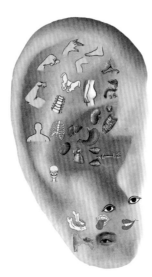

圖6-4　耳反射區圖2

耳輪：耳的前外面高低不平，呈捲曲的游離緣。

耳輪腳：起於外耳門的上方。

對耳輪上腳：對耳輪向後分叉的一支。

對耳輪下腳：對耳輪向前分叉的一支。

對耳輪：對耳輪前方有一與其平行的弓狀隆起。

對耳輪腳：對耳輪的上端分叉。

耳舟：耳輪與對耳輪之間的一狹而彎曲的凹溝。

耳三角窩：雙腳之間的凹陷部分。

耳甲：對耳輪的前方有一深凹，被耳輪腳分為上、下兩部，上部叫耳甲艇，下部叫耳甲腔。

對耳輪體：對耳輪呈上下走向的主體部分。

對耳門：耳甲腔前方的孔竅。

耳屏：耳甲腔的前方有一凸起，遮蓋著外耳門。

對耳屏：耳屏與耳屏之間有耳屏間切跡。

耳輪尾：耳輪尾向下移行於耳垂的部分。

耳垂：對耳屏的下方，外耳的最下方的軟組織部位。

望耳形狀、色澤診病法

▶▶1.耳大聳長有肉者，腎氣旺盛，或耳孔口生有長細毫毛者（圖6-5），是健康長壽之象徵。

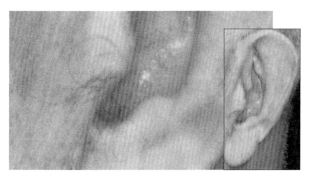

圖6-5　耳孔生有長細毫毛

▶▶2.男性雙耳既小又薄無肉呈咖啡色，提示此人腎虛，多為死精少精者。

食療：蛋白質粉和小麥胚芽油。單方：服用中藥三七粉，每日2～3次，溫開水沖服，每次3～6克。臨床效果理想，此單方對老年性前列腺增生也有良效。

▶▶3.青年男性耳三角窩區有一青筋浮露走向耳舟（圖6-6），為遺精頻繁引起乏力腰痛之信號。

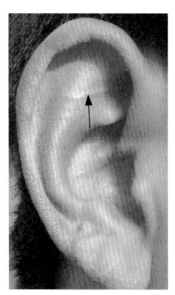

圖 6-6　耳三角窩區有一青筋
　　　　浮露

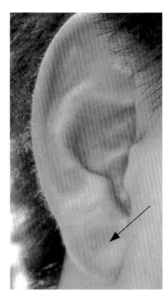

圖 6-7　耳垂根面有小凹坑

▶▶4.耳垂根面有小凹坑狀（圖 6-7），提示低血壓信號。若小孩耳垂出現小凹坑狀，提示盜汗信號。若兒童耳垂根有小凹坑，提示血壓偏低兼盜汗。

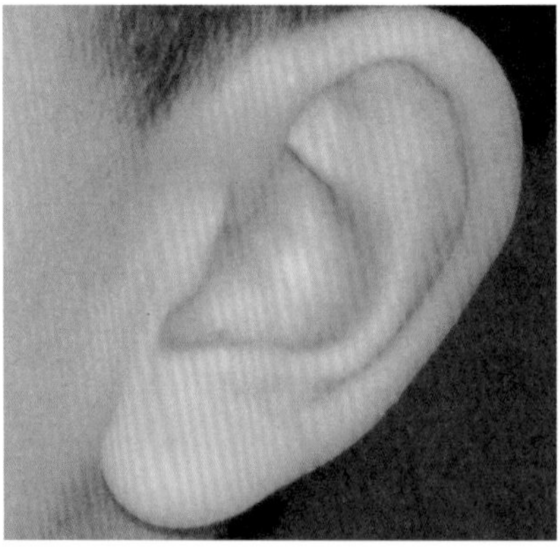

▶▶5.耳垂根有占耳垂三分之二的大凹坑者（圖 6-8），提示此人為癲癇信號。讀者可以參見《掌紋診病實例分析圖譜》第 352 頁耳彩圖學習。

圖 6-8　耳垂根面有大凹坑

▶▶6.成年男性早晨起床時雙耳垂發青黑色，提示此人夜生活過度所致。

▶▶7.雙耳垂短時間內發明顯紅色（圖6-9），提示此人慢性扁桃體炎急性發作信號。

▶▶8.若耳垂生出小黑斑點者（圖6-10），臨床發現此類人均患有慢性咽炎。

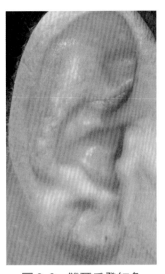

圖6-9　雙耳垂發紅色

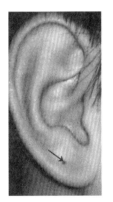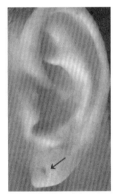

圖6-10　耳垂有黑斑點

▶▶9.耳垂生有明顯皺紋向下垂直走向（圖6-11），建議此人進入40歲之後，應避免激動，忌過度勞累，禁酒以防誘發腦血管病發生。

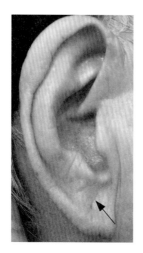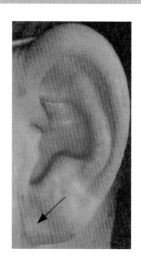

圖6-11　耳垂有明顯垂直紋

▶▶10. 50 歲以上的人，耳垂有一條皺紋溝向耳垂外下方
走向（圖 6-12）或耳垂外上方走向（圖 6-13），均提示冠
心病信號，俗稱「耳垂冠狀溝」。

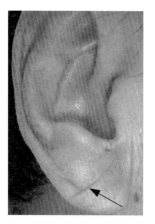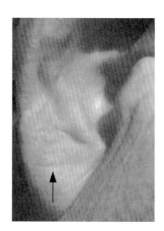

圖6-12　耳垂皺紋溝 1　　　　　圖6-13　耳垂皺紋溝 1

▶▶11.耳垂有一條皺紋溝向斜上方走向，或皺紋溝在耳垂上方（圖6-14），提示此人為耳鳴信號。

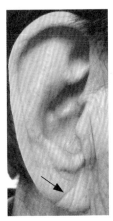
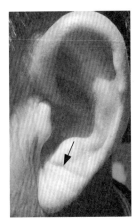

圖6-14　皺紋溝在耳垂上方

▶▶12.耳穴肺區有一枚黑痣斑者（圖6-15），提示肺功能差信號。建議此類人應積極戒煙禁酒。

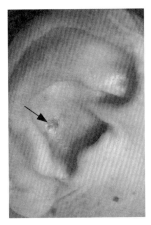
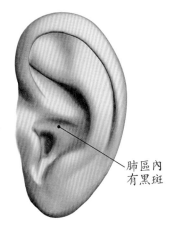

肺區內
有黑斑

圖6-15　耳穴肺區有黑斑

▶▶13.耳穴頸椎穴區生有小肉結（圖6-16）或條狀肉結（圖6-17），或呈條狀小凹溝（圖6-18），均提示此人患有頸椎增生病。雙手稍用力握拳，中指和食指，或無名指和中指拳背面掌指骨連接頂尖之凹溝有明顯軟筋貫橋，用

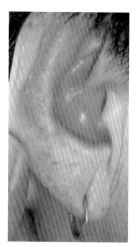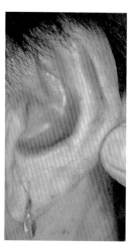

圖6-16　耳頸椎穴區有小肉結

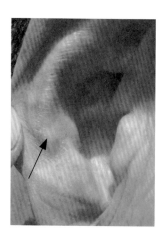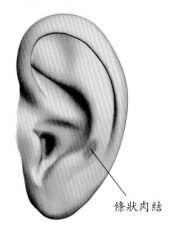

條狀肉結

圖6-17　頸椎穴區有條狀肉結

手或小板壓時有明顯彈性（圖6-19），提示此人患有嚴重
的頸椎增生，往往引起眩暈。

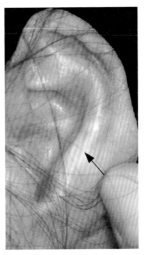

圖6-18　頸椎穴區有
　　　　條狀小凹構

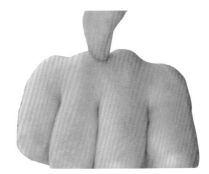

圖6-19　拳背掌指骨有軟筋

▶▶14.耳三角區靠外處常有皮屑者（圖6-20），提示慢
性皮膚病，多為蕁麻疹病。

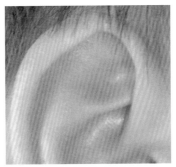

圖6-20　耳三角區靠外有皮屑

▶▶15.青年女性耳三角區發淡紅色、紅色或暗紅色（圖6-21)，提示此人正在月經期。讀者可以參見《望手診病圖解》第224頁彩圖學習。

▶▶16.青壯年女性耳三角區有小米粒狀丘疹（圖6-22），提示婦科慢性炎症信號。若耳三角區小丘疹呈油疹樣色澤，提示宮頸糜爛正在發作。讀者可參見《望手診病圖解》第224頁彩圖學習。

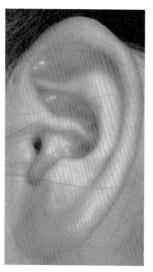

圖6-21　女性耳三角區
　　　　　淡紅色

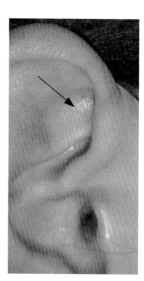

圖6-22　女性耳三角區
　　　　　小米粒狀丘疹

▶▶17.耳部心穴區呈圓點狀白色（圖6-23），提示原發性高血壓。

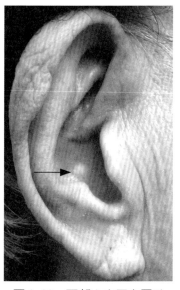

圖 6-23　耳部心穴區有圓點
　　　　　狀白色

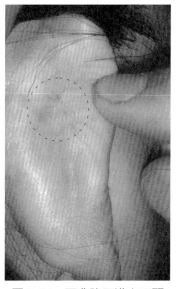

圖 6-24　耳背降壓溝有明顯
　　　　　毛細血管

▶▶18.耳背降壓溝部位有毛
細血管顯露呈網團狀（圖 6-
24），提示此人為高血壓，多
為家族遺傳性高血壓。

▶▶19.在耳部腦幹穴區有紅
點或紅斑（圖 6-25），提示
腦出血信號。

▶▶20.女性耳背、耳前常常
呈紅色（圖 6-26），提示此
人易患婦科炎症。

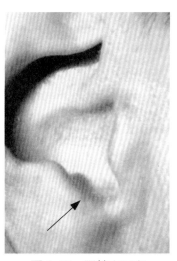

圖 6-25　腦幹穴區有
　　　　　紅斑點

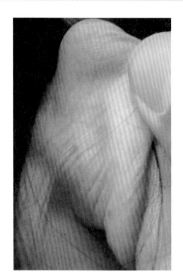

圖 6-26　耳背、耳前紅色

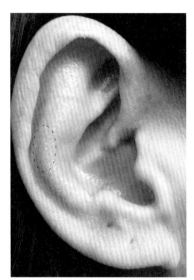

圖 6-27　耳部胸椎區有白點

　　無論男女，若尿路感染時，可用中草藥菟絲子 30 克，水煎服。一般每日 2～3 次即可，連服 7 天。

▶▶21.女性耳部胸椎區有白色點狀或條索狀（圖 6-27），提示乳腺增生信號。

▶▶22.顏面雙耳均發白色時，雙手搓耳，耳仍然發淡白色無明顯充血之象，提示貧血血虛嚴重。榮者血也，衛者氣也。行於外為榮衛，行於內為氣血。臨床治療中成藥：人參養榮丸、十全大補丸、當歸補血丸。

▶▶23.久患病時，耳朵卻比以前發紅色（圖 6-28），多提示陰虛火旺。治則滋陰降火，可用中成藥知母地黃丸。

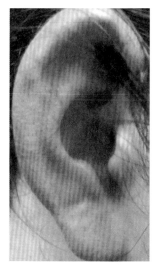

圖 6-28　耳朵發紅

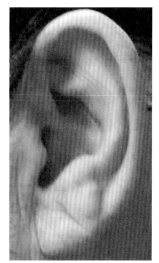

圖 6-29　耳小頭大，
　　　　　比例失調

▶▶24.肥胖人耳短肥厚與頭比例相差甚遠，即頭大耳小
（圖 6-29），建議此類人要積極預防高血壓以誘發腦血管
病的發生，千萬不要大意。

▶▶25.外耳輪不平，呈波
浪狀，或耳輪面有條狀凹溝
（圖 6-30），提示此人善
辯，易患胃病，體質差。

▶▶26.油性耳垢之人，臨
床發現多見於先天性腋臭病
患者，女性者患乳腺癌幾率
大。

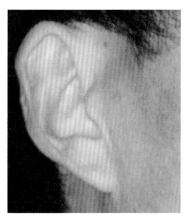

圖 6-30　外耳輪波浪狀

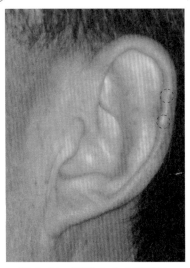

圖6-31　耳輪上方有明顯小
肉結

▶▶27.耳輪上方處有明顯的小肉結，俗稱「痛風石」（圖6-31）。臨床發現此類人多患骨質增生病或關節炎。有資料報導，中國關節炎患者已超過1億，而且有年輕化的趨勢。一般45～55歲之間發病率高，以女性患者多見。關節炎有100多種，常見的有骨性關節炎、痛風性關節炎、風濕和類風濕性關節炎。加強體育運動，改變生活習慣，注意保暖，防止過度勞累是預防關節炎的關鍵。

▶▶28.雙耳胃反射區有小米粒樣丘疹（圖6-32），提示患有胃炎。

▶▶29.耳肝區穴位有黑色斑塊（圖6-33），提示肝惡變病信號。

▶▶30.耳對應肺區有毛細血管擴張者（圖6-34），提示慢性支氣管炎、支氣管擴張信號。

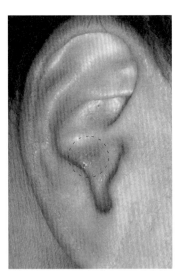

圖6-32　雙耳胃反射區有
小米粒樣丘疹

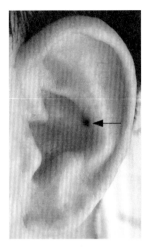

圖 6-33　耳部肝穴區有
　　　　　黑色斑

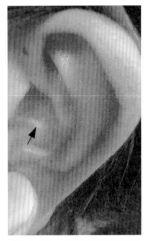

圖 6-34　耳部肺區毛細
　　　　　血管擴張

▶▶31.青年女性雙耳三角區有毛細血管擴張者（圖 6-35），提示月經不調、痛經信號。

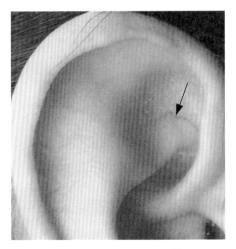

圖 6-35　耳部三角區毛細血管擴張

▶▶32.成人耳背降壓溝處有一條明顯的橫穿血管浮顯（圖6-36），提示此人血壓偏低或血壓不穩定信號。

再看該患者彩色指甲圖：男，46歲，雙手大拇指指甲無白色月眉（圖6-37），提示低血壓或血壓偏低信號。雙手大拇指指甲皮帶增寬乾巴，提示慢性胃疾。

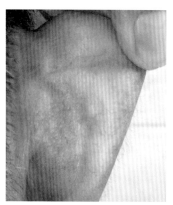

圖6-36　耳背降壓溝有
血管浮顯

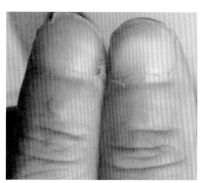

圖6-37　雙手大拇指無白色月眉

▶▶33.耳部出現皮膚病濕疹者，多為風濕之邪所致。當外用藥物無效時，辨證治療時，初期用中藥防風、荊芥、茯苓、車前子、澤瀉等以祛風為主，其次祛其濕。而病至中期癢劇者，當用中成藥龍膽瀉肝丸取效治療。

▶▶34.耳三角區呈褐黑色者（圖6-38），女性提示婦科惡變病信號，男性提示患者膀胱或前列腺惡變病信號。

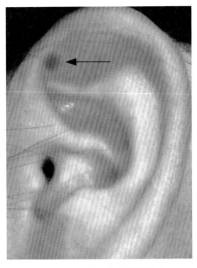

圖 3-38　耳三角區褐黑色

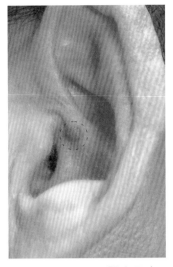

圖 6-39　耳膈肌有黑痣

▶▶35.耳膈肌對應處生有黑痣者（圖 6-39），提示此人消化不良，胃疾。

▶▶36.耳道口處耳甲腔面有皮屑（圖 6-39），提示此人消化功能差。

▶▶37.耳部十二指腸區小片狀凹陷（圖 6-40），提示十二指腸潰瘍信號。

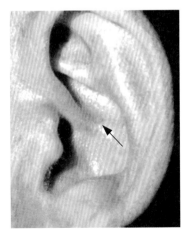

圖 6-40　耳部十二指腸區有小凹陷

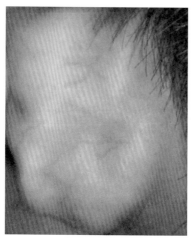

▶▶38.兒童耳背靜脈血管浮露明顯者（圖6-41），提示易乏力，體質差，多汗。小兒耳背毛細血管分支越少，說明小兒越健康。若小兒耳背毛細血管發黑色者，說明小兒病較重；若小兒耳背毛細血管發青色者，說明小兒有驚風、血淤證。

圖6-41　耳背靜脈血管明顯

▶▶39.耳小乾巴，耳輪呈咖啡色，耳部對應胃的反射區又有丘疹樣紅色皮屑堆（圖6-42），提示慢性胃炎。再看該患者的雙手掌分析彩圖（圖6-43），左手震位有橫凹溝，提示慢性胃炎信號。

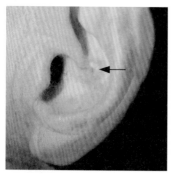

圖6-42　耳輪咖啡色，胃區有皮屑

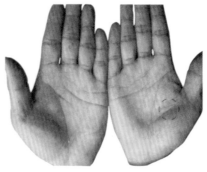

圖6-43　手掌分析圖

▶▶40.青年女性耳三角區有糜爛樣密集小丘疹（圖6-44），兼一耳三角區有一條明顯的裂縫紋（圖6-45），提示此人宮頸糜爛嚴重，多為人工流產損傷宮頸內膜之跡。

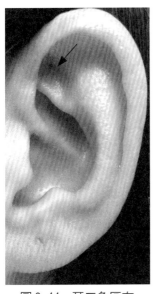

圖6-44　耳三角區有小丘疹

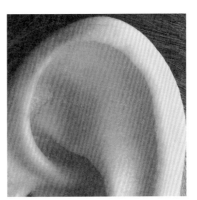

圖6-45　耳三角區有裂縫紋

▶▶41.雙耳突然間發青烏色（圖 6-46），提示身體受傷有疼痛，或體內有某種疼痛引起所致。

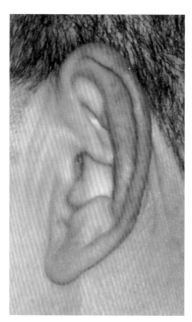

圖 6-46　雙耳青烏色

第七章

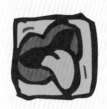

望舌診病法

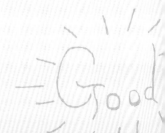

　　舌乃心之苗，脾胃之外候。舌是人體唯一暴露於身體外而能被人看見的內臟組織。一般而言，舌的大小、長短、薄厚均與一個人的心臟大小成正比。舌大身體小的人心臟肥大，而體小舌大的人心室狹窄，易患心律失常等心臟疾患。

　　望舌診病是中西醫獲得臨床診斷資料不可缺少的方法之一。望舌診病的一般規律是：舌尖屬心肺疾病信息，舌中部位多反映脾胃疾病信息，舌兩邊多反映肝膽疾病信息，舌根多反映腎臟病信息。舌面臟腑分佈示意圖見圖7-1。望舌診病，古今有眾多專著。

　　筆者人微言輕，只簡單根據臨床經驗介紹幾種讀者易

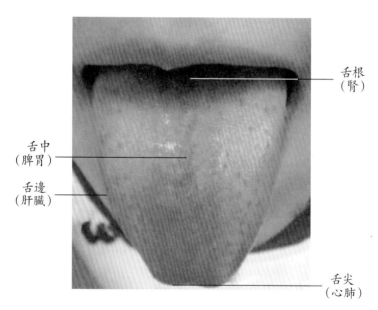

舌根
（腎）

舌中
（脾胃）

舌邊
（肝臟）

舌尖
（心肺）

圖7-1　舌面臟腑分布示意圖

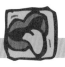

學易掌握而不可忽略的舌診疾病法。

▶▶1.成人舌面上有數朵紅色斑點者（圖7-2），提示慢性胃炎或臟腑血分熱盛所致。

▶▶2.成人舌下有紅色斑點者（圖7-3），提示患有胃及十二指腸潰瘍信號。超過90%的十二指腸潰瘍和超過80%的胃潰瘍都是由幽門桿菌引起的，它是引發該病的罪魁禍首。這個結論是2005年獲得諾貝爾醫學獎的兩名澳洲科學家多年實驗研究之結果。

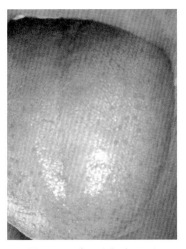

圖7-2　舌面有紅色斑點

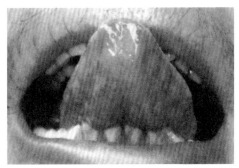

圖7-3　舌下有紅色斑點

　　西醫藥物治療方法已被證明能夠根治胃潰瘍。中國著名的脾胃病方面專家遼寧中醫學院附屬醫院李玉奇教授早在20世紀70年代就獨立地提出了很類似的中醫藥治療胃炎方略，常用大量的清熱解毒藥蒲公英、黃連等來治療胃

炎諸疾,均獲得理想效果。

▶▶3.舌苔薄膩,舌根部淺黑色（圖7-4）,提示慢性淺表性胃炎。

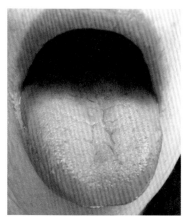

圖7-4 舌苔薄膩,舌根淺黑色

▶▶4.胃是舌和舌苔的根。成人舌下有糜爛樣鮮紅色斑塊者（圖7-5）,提示為萎縮性胃炎。

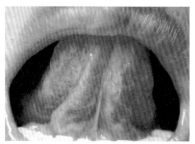

圖7-5 舌下鮮紅色斑塊

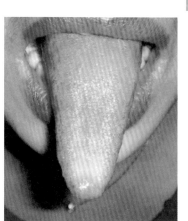

圖7-6 舌頭尖長,舌邊發紅

▶▶5.舌頭尖長之人,舌頭靈活度高,臨床調查發現此類人能言善辯,口才好（圖7-6）,但性格急躁易怒。此例患者舌邊發紅色,提示近期心理壓力大,睡眠障礙。

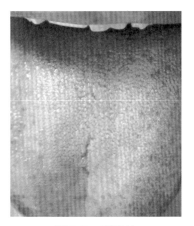

圖 7-7　舌裂紋

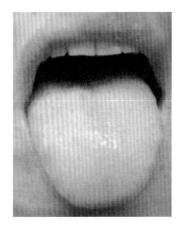

圖 7-8　舌根苔黃厚膩

▶▶6.短時間內舌呈裂紋舌（圖 7-7），多提示體內熱盛、血虛或陰虛，常見於慢性舌炎。提示缺乏維生 C 和維生素 B。若一個人自幼年舌頭就呈大裂紋，為遺傳性裂紋舌。

▶▶7.舌根苔黃而厚膩者（圖 7-8），多為肝膽濕熱下注所致。臨床女性多見，易患白帶多，外陰瘙癢。中成藥龍膽瀉肝丸內服可治。

▶▶8.成人或兒童在發燒時，一用退燒藥有效，若停藥又發燒，用西藥激素也只能控制，若發現舌中發紅無苔（圖 7-9），為胃火引起。臨床用滋水制熱法，方用葉氏益胃湯效果理想。

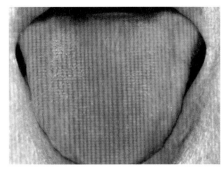

圖 7-9　舌紅無苔

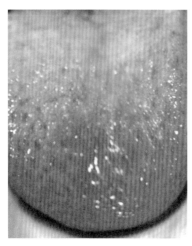

處方：沙參 9 克，麥冬 15 克，生地 15 克，玉竹 6 克，冰糖 5 克。水煎服。此方對成年人胃火發燒很有效。

▶▶9.舌苔薄黃，質膩，舌尖微紅（圖 7-10），提示外感風熱，正患感冒。

圖 7-10　舌苔黃，舌尖紅

▶▶10.舌苔薄白，質淡（圖 7-11），微發熱，無汗，流清涕，肢體酸痛，提示風寒感冒。

▶▶11.舌尖周圍呈鋸齒狀（圖 7-12），提示此人正患失眠或神經衰弱。

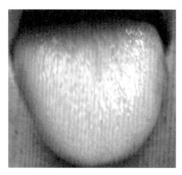

圖 7-11　舌苔白，質淡

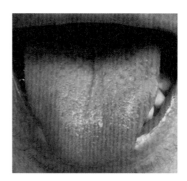

圖 7-12　舌尖居齒狀

▶▶12.舌面乾燥口渴，提示此人外感發燒或脫水所致。

▶▶13.伸舌時，舌向一側偏歪（圖 7–13），提示此人患有中風或中風後遺症所致。筆者臨床發現，口腔帶狀疱疹恢復期也呈偏歪舌形。

▶▶14.舌下有兩條縱形靜脈怒張，提示體內有淤血阻絡不暢所致。

▶▶15.舌面如玻璃樣光滑無苔（圖 7–14），提示此人胃氣及胃陰枯涸。

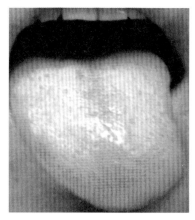
圖 7-13　舌歪

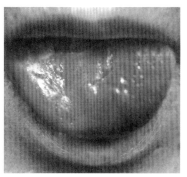
圖 7-14　舌面光滑無苔

▶▶16.舌面或舌下面生有小潰瘍，提示此人陰虛火旺、胃熱過旺及心火亢盛所致。

▶▶17.舌面生有小紅痣一樣豆疹,觸破後流血不止(圖7-15),提示海綿狀血管瘤或海綿狀淋巴管瘤。

病例:男,6歲。2005年6月23日上午,患者來診訴說此病已發8個月之久,某醫學院診斷為舌面潰瘍,外用藥無效。筆者詳察後建議立即去醫院手術切除,並要求做病理切片檢查。第二天手術切除確診為海綿狀淋巴管瘤。圖7-16是在西安交通大學醫學院第一醫院手術痊癒後追蹤所拍。

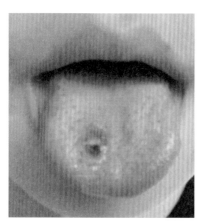

圖7-15　血管瘤

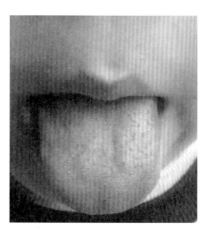

圖7-16　手術後舌像

▶▶18.舌面若有潰爛面(圖7-17),提示胃炎、胃潰瘍。

▶▶19.口腔一側脫齒者,靠落齒側舌苔較厚。長期服用抗生素藥物者,舌苔多為雪花狀或毛刷狀舌苔,或服藥物、水果後舌苔變色,均屬於虛像舌苔,臨床應區別。

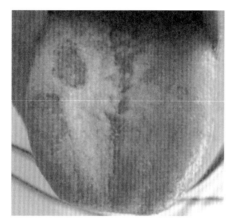

圖 7-17　舌面潰瀾

▶▶20.青年人若突然間全舌發黑色，舌面乾巴欠濕潤（圖7-18），多因臟腑積熱，或內熱熾盛而挾積食，以至不能生化津液而致。臨床建議只要調節飲食即可自癒。

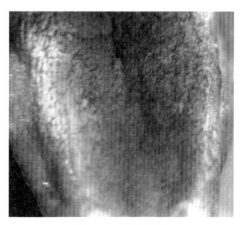

圖 7-18　全舌發黑

▶▶21.舌前中部舌苔剝脫（圖7–19），多因長期脾胃虛弱，胃陰不足，慢性消化不良所致。

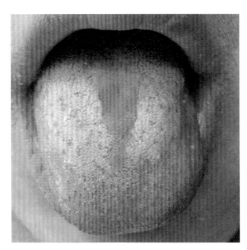

圖7–19　舌苔剝脫

第八章

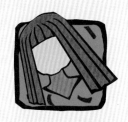

望其他部位診病法

望面診病圖解

一、望頭髮診病法

髮乃血之餘，屬人體毛細血管的延長。頭髮為人體內脾胃營血化生所供養。肝有貯藏調節營血功能。營血化生充足，則毛髮才能得以滋養，自然烏黑柔潤。如同天地協調融合，萬物生出地面才能健康地向上發展。由於精血同源，故傳統醫學有「腎者其華在髮」之說。

▶▶1.青少年白髮者，多數有家族史，俗稱「少白頭」。青少年生機旺盛而血氣方剛，臟腑功能健旺，陽熱偏盛導致營血偏熱，濡潤壅滯，毛髮失於正常榮養而變白髮。再者七情導致內傷而過度憂慮而傷脾，或情志不暢、肝脾調節失常使發失養而發白。三是身體素質差，肝腎不足受損，精血虛弱滋養不足使毛髮變白。

對脾虛肝鬱所致白髮者，可服中成藥歸脾丸合併逍遙丸。對出現頭暈眼花，腰膝酸軟，並兼眼乾而記憶力差的肝腎不足白髮者，可口服中成藥七寶美髯丹或烏髮丸。

▶▶2.斑禿性脫髮，中醫病名為「油風」，俗稱「鬼剃頭」。常因精神緊張，受驚嚇，情志不暢，受到挫折，化生內熱以至血熱偏盛，熱盛生風，風動則毛髮失於濡養而脫。此類脫髮臨床治療效果好。患者在配合醫生指導下治療時，可以參考《望手診病圖解》第31頁的脫髮中醫治療外治法。此方法經濟，療效理想。

▶▶3.頭皮屑多而頭皮發癢者，屬脾胃功能差而引起氣血虛所致。當您用各種洗髮膏仍然效果差時，建議用如火柴頭樣平板保健梳，每日堅持梳頭半小時以上。

筆者臨床指導多例失眠、頭痛、脫髮及頭皮屑多者均獲埋想效果。《安樂詩》曰：「髮是血之餘，一日一次梳，通血脈，散風濕。」孫思邈說：「髮多櫛，祛風明目，頭髮梳百度，不死之道也。」梳頭雖說是舉手之勞，是養生的要訣，但要長期堅持下來卻不易。

▶▶4.大病久病時，若原來的白髮幾日內變黑，為癌症轉移信號。

▶▶5.頭髮自然捲曲之人（圖 8-1），臨床發現此類人性功能強，易患腎虧腰痛。

▶▶6.小孩及青少年若頭髮無光澤，一撮一撮抱團呈穗狀（圖 8-2），提示近期消化不良，胃中有宿食。

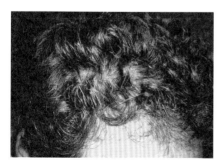

圖 8-1 自然捲髮

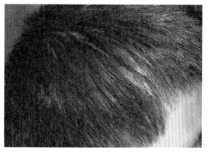

圖 8-2 頭髮無光澤，呈穗狀

　　建議平時吃些紅薯，因為它有健脾助消化、通便之作用。但不宜吃得太多，紅薯含糖、澱粉太多，會使胃酸分泌增加，產生二氧化碳導致腹脹。

▶▶7.頭髮乾燥而分叉者，屬氣血不足所致，應加強營養。食療麥記麥綠素片。每日 2 次，每次 5 片，飯前服用。

▶▶8.青壯年頭髮稀頂或額頭頂早禿，並向頭頂延伸，或禿髮處頭髮纖細，均為遺傳所致。男性多於女性。往往在 35 歲以後出現。臨床用藥療效不佳。

▶▶9.一個人頻頻脫髮治療效果又不明顯者，提示應去醫院檢查防治排除心臟方面疾病。

▶▶10.進入老年生白髮者，主要是由於體內酪氨酸為日漸低下，不能為生黑素，致使烏黑的頭髮變成灰白一片。平時多食桑葚、黑芝麻、枸杞子（圖 8-3）有益延緩白髮發展。

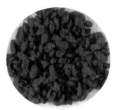

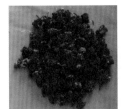

枸杞子　　　　　　黑芝麻　　　　　　桑葚

圖 8-3　烏髮食物

▶▶11.若頭髮用手拔時沒有痛感，髮絲易纏捲，提示此人體內維生素 C 和鐵質缺乏，而頭髮色澤變淺變淡色，是維生素 B_{12} 偏低之信號。

▶▶12.女性進入老年頭髮黑而不脫落者，提示氣血充潤，是健康長壽信號。

▶▶13.頭髮枯黃無澤，為火盛血燥所致。中藥水煎內服可治。處方：川芎 10 克，白芷 10 克，側柏葉 10 克，生地 20 克，旱蓮草 15 克，桑白皮 9 克，蔓荊子 9 克（鄭州市韓良敏醫師提供驗方，見圖 8-4）。

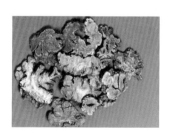
川芎

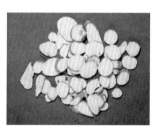
白芷

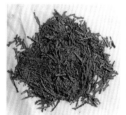
側柏葉

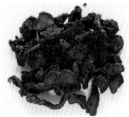
生地

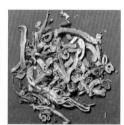
桑白皮

圖 8-4　潤髮藥物

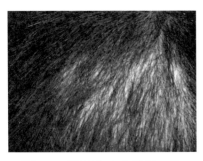

圖 8-5　頭髮有白色鱗屑斑片

▶▶14.頭皮出現白色鱗屑斑片（圖 8-5），稍有癢感或不癢，為皮膚科的白癬病，為真菌感染所致。

外治：可用雞蛋煮熟取蛋黃放鐵勺內煉油待涼外搓，每日 4〜5 次，一般 10 天左右可癒。其他頭癬可用炒槐米研末，用食用油調膏外塗，每日 2 次，至癒為度。

二、望頸項診病法

▶▶1.頸部皮膚以及身上某皮膚處生有鮮紅色血痣，大如赤豆，觸破後流血難止者，為肝經怒火鬱血所致。可用中藥五靈脂研末敷之即止。內服中成藥逍遙丸，再加少量清熱瀉火的梔子、黃連、苦參（圖 8-6）之品水煎送服。

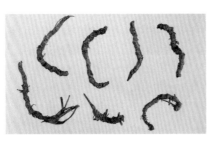

黃連

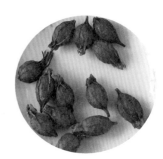

梔子

圖 8-6　瀉火中藥

▶▶2.頸後皮膚起有疙瘩，其肉色不變，日久不癒，無疼痛感，但偶有癢感，屬項部慢性毛囊炎形成瘢痕疙瘩結塊。

治療：用生山藥一塊，蓖麻仁 10 粒，搗爛敷皮損病灶處包紮，每日 1 次，治癒為止。患者對膠布不過敏者，也可定期外貼膚疾寧膏治癒。

▶▶3.頸後皮膚生有發癢的癬斑塊，多為神經性皮炎（圖8-7），以大城市人群最易多見，女性多於男性。中醫稱「牛皮癬」、「攝領瘡」。因皮損如牛項之皮狀而得名。本病主要因精神緊張，情緒波動，蘊鬱化熱發火，以及血熱生火，血熱生風，風盛則燥，出現皮損乾燥鱗屑而劇癢。也有因衣領摩擦引起稱「攝領瘡」的神經性皮炎。臨床使用外用軟膏藥物效果不理想時，可用膚疾寧膏外貼。對頑固性神經性皮炎者，應找專業醫生採用醋酸波尼松龍注射液和鹽酸利多卡因配伍皮下局部注射封閉。每 7 天一次。

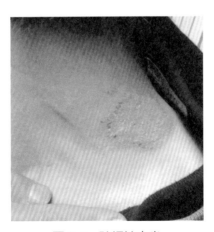

圖 8-7　神經性皮炎

▶▶4.頸後側皮膚上出現細長柔軟孤立散在的肉狀皮贅，屬現代醫學的絲狀疣。中醫病名稱「線瘊」。臨床胖人多見，男性多於女性。無自覺症狀，不需內服藥物治療。可用細線從基部結紮使其逐漸壞死脫落。

中藥外治：丹參 30 克，馬齒莧 60 克，明礬 10 克，食用醋浸泡兩天後反覆外搽。每日 2～3 次。

▶▶5.後頸髮際皮膚處出現滲膿汁樣丘疹，為毛囊炎。中醫稱「髮際瘡」。此病臨床治療棘手，難於根治。發病原因多因恣食肥甘，脾失健運，濕熱內生，或因素體肥胖，痰濕偏盛日久則濕熱內蘊。

治療選用中成藥：六神丸，五福化毒丹，解毒消炎丸。還要提示患者應禁菸戒酒。

▶▶6.頸一側出現淋巴結核者，中醫稱「瘰癧」。傳統醫學認為，由於性情不暢，肝氣鬱結，久而化火內燔，煉液為痰，痰火上升結於頸項。這裏根據臨床經驗介紹幾個驗方：

① 守宮（別名天龍，壁虎）若干條，最好在瓦上或新瓦花盆片上焙黃焦色研末，每日 3～4 次，每次 5 克左右，溫開水沖服。3 週為一個療程。對潰破皮損處也可用此藥粉外敷換藥，促其早癒。

② 全蠍粉、炙水蛭粉各適量，混勻，每日 2～3 次，每次 3 克左右，溫開水沖服。兒童減半。7 天為一療程。經筆者臨床驗證效果理想。

③ 黑芝麻 20 克，磁石 20 克，共研細末，食用醋調糊外敷未潰皮損處。每日更換一次。

▶▶7.頸前凸而腫大（圖 8-8），多雙目又向外凸，提示此人正患有慢性甲狀腺功能亢進症，簡稱「甲亢」。此病男、女比例約為 1：4。以 20～40 歲年齡的女性最多見。目前認為此病主要與自身免疫有關。患者動怒、抑鬱可使病情加重。動怒生氣能使人失去進取心，工作效率下降，對身體有害而無益。

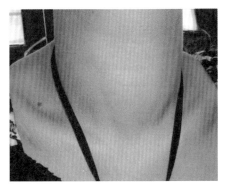

圖 8-8　頸腫大

三、望太陽穴處皮膚診病法

▶▶1.太陽穴處有純白色斑塊或眉毛等部位有同樣色斑塊，為皮膚白癜風。對小面積白癜風，無論是神經型、自我免疫功能型、外傷引起型、炎症型，治療均可用維生素 B_{12} 注射液同患者自身肘靜脈血液混合後，迅速注入白色皮膚皮下，使白色皮損發紫色最佳。每 5～7 日一次。一般 1～3 次見效。見注射後患者太陽穴處（圖 8-9）。筆者臨床多例效果滿意。

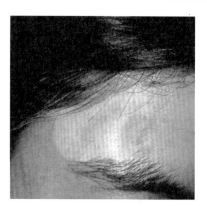

圖 8-9　注射治療白癜風效果

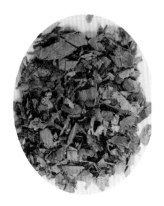

圖 8-10　中藥仙靈脾

這裏介紹兩個外陰白斑外治驗方：

① 中草藥仙靈脾（圖 8-10），適量研末調油膏，外搓，每日 3 次。

② 外洗：苦參 60 克，明礬 10 克，花椒 20 克，黃精 20 克。水煎外洗，每日 2～3 次。

▶▶2.老年人太陽穴近眉毛眼外角處，若患有「尋常疣」樣頑固性角質增生，應積極去醫院進行病理活檢，以確診是否罹患了皮膚癌。千萬不可大意！

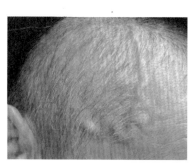

圖 8-11　靜脈血管形似蚯蚓團

▶▶3.太陽穴處有明顯的靜脈血管形似蚯蚓團狀（圖 8-11），多為長期便秘所致。應積極防治便秘，以防便秘誘發腦血管病意外發生。

四、望臉型、色澤診病法

▶▶1.胖臉人：身體也胖，喜靜。多為陽氣不足，痰濕停滯，易患腦中風、高血壓、糖尿病。

▶▶2.瘦臉人：身體也瘦，喜動，善思考，愛憂慮。常常易患陰虛、血虧、腎火亢盛以及脾胃病。

▶▶3.顴骨高大之人，其人骨架也大，若不成正比例，提示此人若患大病康復困難。臨床發現特別是患嚴重氣管炎後治療棘手難癒。

▶▶4.50 歲以上的人若雙顴骨皮膚處有數條毛細血管擴張（圖 8-12），提示此人多患有陳舊性氣管炎、哮喘。男性多於女性。參見《望手診病圖解》第 224 頁彩圖學習。

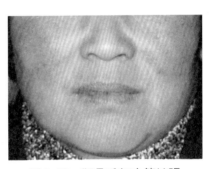

圖 8-12　顴骨毛細血管擴張

　　臨床治療哮喘發作時，一定要補水，輸液或多喝水均可，忌服用氨茶鹼藥來平喘，因為氨茶鹼藥物有利尿作用。

▶▶5.臉頰消瘦者多為胃病，而臉下部浮腫者則表示腎病。前者表示食鹽不足，後者提示食鹽過多。

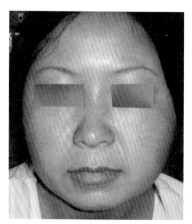

圖8-13　滿月臉

▶▶6.一個人面容因服藥後形似月亮樣「滿月臉」（圖8-13），若面色紅潤，女性還生有鬍鬚，伴痤瘡，臨床提示此人大量或長期服用腎上腺皮質激素所致。

▶▶7.體胖而顏面發黃色者，為胃中有痰濕。

▶▶8.顏面發青黃色者，為此人患有脾虛泄瀉。

▶▶9.顏面發黃色、白色者，提示此人脾肺氣虛。人的臉型是無法設計和計劃的，但顏面氣色是可透過營養、心理和運動來改善的。

▶▶10.一個人面黃肌瘦，精神不振，納差，提示此人脾胃虛弱。

食療：選取蛋白粉，它可以使胃黏膜上皮細胞不易受損傷，並有防治腦動脈硬化及腦血管病的作用。

▶▶11.若青年女性面色如薰黃色者，提示月經不調。

▶▶12.臉頰耳前處皮膚有滲液皮損並發癢（圖8-14），為顏面濕疹。對急性濕疹、小面積濕疹或慢性濕疹，用中藥配製的濕疹散外用效果的確有「一天日頭曬百天泥」之效。筆者臨床屢用屢驗。

配方：川黃連 30 克，爐甘石 60 克，氧化鋅 10 克，生甘草 20 克，上藥混合共研極細粉末，

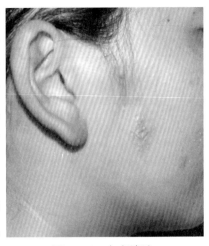

圖8-14　皮膚滲液

凡士林調膏外用，對滲液多的皮損也可直接給瘡面撒藥粉外用，勿包紮。

▶▶13.顏面發紅發熱，主要出現在雙顴及額頭部位，晝夜面赤發熱，像火烤一樣並有癢感，出現小丘疹，發熱時以飯後最為明顯。臨床青年女性多見。此證為脾胃和肺積熱所致，屬西醫「顏面皮炎」。

先後用西藥激素以及消炎藥乃至中成藥龍膽瀉肝丸、銀翹解毒丸之類無效時，應遵金元醫學四大家李東垣「夫飲食不節則胃病，胃病則氣短，精神少而生大熱。有時而顯火上行獨燎其面」。清代名醫沈金鰲「顏面諸疾，皆從胃治，胃經實火，內不得清，外不得泄，鬱於膚表」。臨床切中病因，療效每每卓著。方用清瀉肺胃積熱的瀉黃散加減水煎服。

處方：石膏 30 克，梔子 10 克，防風 12 克，黃芩 15 克，黃連 9 克，大黃 9 克，藿香、枇杷葉、凌霄花、生甘草各 6 克。此方係作者臨床經驗，原載 2002 年《中醫雜誌》第 43 卷增刊。

▶▶14.鼻子周圍低凹，鼻子又顯小，同顏面不成比例，此類人對人遇事易動怒，古板愛拗勁。

▶▶15.短時間內雙顴、下頜骨、前額骨凸起者，提示此人有患腦垂體腫瘤信號。

▶▶16.長期患氣管炎者，若近期突然發笑時伴有陣咳幾分鐘，應高度警惕，去醫院檢查，此乃肺癌的最早報警信號。

▶▶17.額頭上若出現兩三條赤色的靜脈血管浮露直侵雙眼（圖 8-15），提示此人有患大病之信號。應參考手診和平時臨床表現症狀去醫院檢查。

▶▶18.臉面下寬上窄呈梯形者（圖 8-16），提示此人易患膽囊疾患。

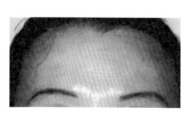

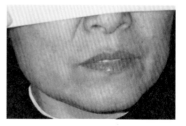

圖 8-15　額頭有靜脈血管　　圖 8-16　臉呈下寬上窄

▶▶19.顏面及手背出現數朵扁平狀小丘疹（圖8-17），為皮膚病扁平疣。此病多無自覺症狀。提示此人患有便秘。

外治：馬齒莧 60 克，骨碎補 20 克，將這兩味藥用食醋浸泡兩天後外搽即可。

▶▶20.中青年女性臉頰及鼻梁處生有大面積色素斑為皮膚病的黃褐斑（圖8-18）。筆者臨床用《濟生方》中的當歸飲子湯加味治療效果穩定可靠。

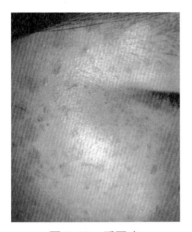

圖8-17　扁平疣

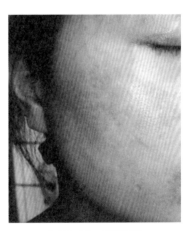

圖8-18　黃褐斑

處方：生黃芪15克，防風 10 克，當歸 15 克，川芎 9 克，白芍 10 克，生地 30 克，刺蒺藜 15 克，何首烏 15 克，荊芥 6 克，甘草 9 克。水煎服，每日 1 劑，14 天為一療程。引言：便秘和情緒憂傷可加重黃褐斑。

▶▶21.中青年女性臉面顴骨處及眼周生有數朵散在的黑斑

點（圖8-19），為皮膚病雀斑。雀斑有遺傳傾向。若鼻梁上生有「O」形橢圓樣雀斑者，提示此人患有胃疾信號，多為胃下垂。

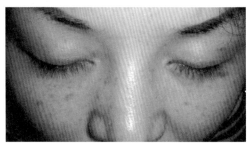

圖8-19　雀斑

▶▶22.青年人顏面出現眾多的白頭膿栓性丘疹（圖8-20），為痤瘡。臨床發現，30歲以上的男女臉上短時間出現的較嚴重的化膿性痤瘡，詢問患者多因服藥後七八天突然出現的，如服用治療乳腺增生藥物和治前列腺病藥物。

　　治療痤瘡單方：中藥菟絲子30～50克，水煎汁外洗或搗爛外敷患處。每日1～2次即可。

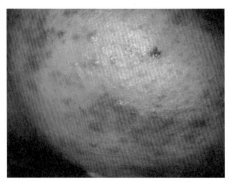

圖8-20　痤瘡

五、呃逆診斷與簡易治療法

　　呃逆，俗稱打呃。此乃胃氣上逆所致。由於胃氣不順，橫膈膜與呼吸相關的肌肉突然收縮而引起，它發出的聲音是由於喉頭被關閉，從肺部欲吐出空氣所造成的。呃逆聲響亮為實證，呃逆聲低微為虛證。

▶▶1.青少年及壯年人，由於吃飯較快或受涼或飲冷引起偶然發作的呃逆者，可讓他人用手心在患者手背來回快速摩擦，靠手腕處大力度按摩（圖8-21），止呃效果如神。筆者臨床慣用。

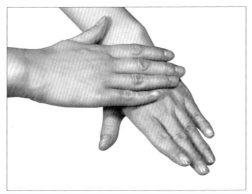

圖8-21　止呃按摩

▶▶2.老年體弱或久病或手術後呃逆，多因虛損造成，治則應補益氣血。

▶▶3.重病呃逆，呃聲無力，多為脾敗而傷，凶兆信號。

▶▶4.對肝胃氣機逆亂,治則宜降逆理氣。對臟腑沖氣上行之呃逆,治則宜扶正補益。

▶▶5.對頑固性連續性呃逆。

一是可口嚼一塊鮮生薑溫開水送服。

二是可用鮮山楂榨汁口服 15 毫升,兒童減量,一日 3 次可癒。

三是用針在攢竹兩穴沿皮橫刺 0.5～1 寸(圖 8-22),做捻針強瀉法刺激約 1 分鐘即可,也可按摩治療。

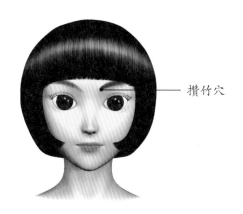

攢竹穴

圖 8-22　攢竹穴

四是用中藥連翹 60 克,炒焦後水煎內服,每次 10 克,一日 3 次,可治各各種原因引起的呃逆。

五是用中藥威靈仙 30 克,蜂蜜 30 克,水煎化蜜內服,一次奏效。

六是將艾條點燃薰患者 5 分鐘左右。

七是設法讓患者大吃一驚,立即起效,此法適應於年

輕力壯者。

　　八是用皂角或白胡椒麵讓患者鼻吸一下，取噴嚏立止。

　　九是讓患者努力屏住呼吸，待呃逆上沖時迅速吸氣以迎其逆氣，可止呃逆。

　　十是讓患者剪自己指甲幾小片嵌入香菸遠端內點燃吸之，可止呃逆。

▶▶6.針灸治療呃逆（圖8-23）。

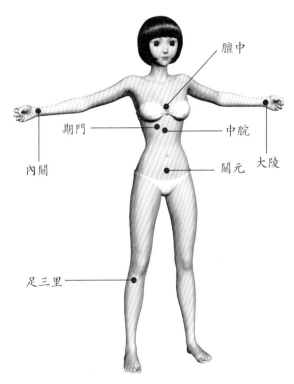

圖8-23　常用針灸穴位

　　一是用《針灸大成》之法：針刺大陵穴、內關、足三里、中脘、膻中。

　　二是用《醫學綱目》之法：灸中脘、膻中、期門。

　　三是用《行針指要歌》之法：針刺膻中。

　　四是用《針灸資生經》之法：灸中脘、關元。

附錄

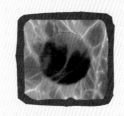

各種癌症的早期危險信號

一、腦　癌

1. 長期頭痛，視力減退。

2. 多次反覆嘔吐，急速消瘦。

3. 立時頭痛減輕，睡下時頭痛加重。或早晨起床時及夜間頭痛加重。或大便用力時頭痛加重。

4. 眼後部有跳痛，手指壓迫眼球時頭痛有加重感。

5. 眉毛過於稀少，提示腦垂體前葉壞死，腦瘤。

6. 單側手足有麻痹或抽筋感。

7. 耳鳴加重，突然口語不清。

二、鼻　癌

1. 早期常常牙痛。

2. 每天早晨起床後第一口痰帶血。

3. 顏面有蟻行感覺。

4. 一側頭痛耳鳴。

5. 脖子有腫塊出現。

三、舌　癌

1. 舌面潰瘍長年用藥不癒，潰瘍面逐漸擴大。

2. 舌面潰瘍面常常發硬。

四、喉　癌

1. 長時間聲音嘶啞失語，嚥下困難，喉部有哽滯感。

2. 頸部出現腫塊。

五、食道癌

1. 食酒、醋時咽部有乾燥和緊縮刺激感。
2. 嚥食物時有哽噎感，胸隱痛。
3. 食道管內常有異物感。
4. 胸骨後有悶脹感。

六、甲狀腺癌

1. 吞嚥困難，有氣憋感。
2. 聲音嘶啞。
3. 甲狀腺部位有不規則硬塊。
4. 淋巴結轉移腫大。

七、淋巴癌

1. 淋巴明顯增大。
2. 無炎症表現，鼓大的淋巴不紅腫。

八、肺　癌

1. 久咳不止，嗆水樣咳嗽，兼胸悶痛。
2. 發低燒，聲音嘶啞，氣憋喘，平躺下時氣短。
3. 突然食欲減退，痢疾樣腹瀉。
4. 痰中帶血，笑時伴隨誘發一陣咳嗽。
5. 四肢有疼痛感。手掌紋發黑色。
6. 全身皮膚出現有較大紫色斑塊。女性易見。
7. 男性乳房增大，胳膊與胸連接處的「中府」穴有壓痛。多為支氣管癌。女性肺癌多發於右側肺。

九、胰腺癌

1. 食欲減退，乏力，進行性消瘦。
2. 右上腹捫及腫塊。因梗阻性黃疸致使膽囊腫大。

十、牙　癌

1. 牙齒疼痛劇烈。
2. 牙齒變大有增生，牙齦潰爛，用藥不效。

十一、乳腺癌

1. 多見於 40～50 歲的女性，乳頭常溢帶血性乳汁水漿。
2. 腋窩淋巴結腫大。
3. 手摸乳房內腫塊不活動，質地堅硬。
4. 乳房皮膚有凹陷或有橘皮樣改變。
5. 乳房皮膚發腫，潰瘍難癒。

十二、胃　癌

1. 口臭加重，如雞蛋變臭樣明顯。
2. 胃口改變大，尤其厭食肉類食物。
3. 原有萎縮性胃炎史。
4. 飯後胃隱脹痛加重，突然消瘦。

十三、肝　癌

1. 有肝病史。指甲甲面中央處有烏雲狀斑。
2. 肝區有隱痛，刺痛感，右上腹可摸及硬腫塊。

3. 各關節有酸痛感，以腰背部最為明顯，按風濕病治療用藥效果不理想。

4. 厭食，煩躁，口乾，失眠，牙床及鼻出血伴上腹部脹滿不適。

5. 發燒，乏力，體重急速下降。

十四、皮膚癌

1. 老年人身上出現疣、痣突然變異增大。

2. 交界痣或黏膜處痣變異潰爛，用藥不效，增大面積，有痛感，以刺跳痛最為明顯。

十五、膀胱癌及前列腺癌

1. 尿細、尿頻。

2. 間接性尿血。

十六、血　癌

1. 嚴重貧血。

2. 顏面及雙手蒼白，乏力。

十七、子宮頸癌

1. 黃水樣臭味白帶量增多。

2. 非經期或停經後不規則出血。

3. 大便用力時陰道有少量出血。

4. 性生活後陰道奇臭出血。

十八、直腸癌

1. 發低熱，突然消瘦明顯。
2. 便秘與腹瀉交替。
3. 頭髮突然間比以前變黑了。
4. 大便紊亂，糞便變形，或痢疾樣糞便。
5. 大便長期帶黑色或有黏液。

十九、外陰癌

1. 外陰長期瘙癢變潰瘍。
2. 外陰有腫物出現。
3. 外陰痣增大變異。

二十、陰莖癌

1. 龜頭皮粗，變厚。
2. 龜頭疣痣，變異。
3. 龜頭有開花樣節狀腫物出現。

二十一、骨　癌

　　骨肉瘤多發生於青少年，以 11～12 歲年齡發病率最高，可能與青少年正處於生長發育時期有關。男性多於女性。發病部位多是骨生長最活躍的地方，多見股骨下端，脛、腓骨上端。

　　早期疼痛輕微；疼痛加重時夜間尤甚；疼痛不因活動而加重，也不因休息而減輕；腫瘤部位可有腫脹、充血、發熱發炎的現象。骨肉瘤生長快，惡性程度很高。

健康加油站

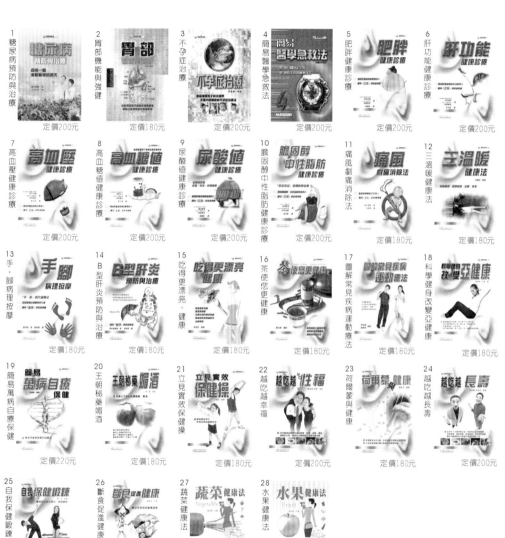

1 糖尿病預防與治療
糖尿病預防與治療
定價200元

2 胃部機能與強健
胃部機能與強健
定價180元

3 不孕症治療
不孕症治療
定價200元

4 簡易醫學急救法
簡易醫學急救法
定價200元

5 肥胖健康診療
肥胖健康診療
定價200元

6 肝功能健康診療
肝功能健康診療
定價200元

7 高血壓健康診療
高血壓健康診療
定價200元

8 高血糖值健康診療
高血糖值健康診療
定價200元

9 尿酸值健康診療
尿酸值健康診療
定價200元

10 膽固醇中性脂肪健康診療
膽固醇中性脂肪健康診療
定價200元

11 痛風劇痛消除法
痛風劇痛消除法
定價180元

12 三溫暖健康法
三溫暖健康法
定價180元

13 手・腳病理按摩
手腳病理按摩
定價180元

14 B型肝炎預防與治療
B型肝炎預防與治療
定價180元

15 吃得更漂亮、健康
吃得更漂亮健康
定價180元

16 茶使您更健康
茶使您更健康
定價180元

17 圖解常見疾病運動療法
圖解常見疾病運動療法
定價180元

18 科學健身改變亞健康
科學健身改變亞健康
定價180元

19 簡易萬病自療保健
簡易萬病自療保健
定價220元

20 王朝秘藥媚酒
王朝秘藥媚酒
定價180元

21 立見實效保健操
立見實效保健操
定價180元

22 越吃越性福
越吃越幸福
定價200元

23 荷爾蒙健康
荷爾蒙與健康
定價180元

24 越吃越長壽
越吃越長壽
定價200元

25 自我保健鍛鍊
自我保健鍛鍊
定價180元

26 斷食促進健康
斷食促進健康
定價180元

27 蔬菜健康法
蔬菜健康法
定價200元

28 水果健康法
水果健康法
定價200元

國家圖書館出版品預行編目資料

望面診病圖解／趙理明　編著
　　——初版，——臺北市，大展，2008〔民 97 .12〕
　　面；21 公分 ——（中醫保健站；17）
　　ISBN　978－957－468－652－0（平裝）

1.望診　2.臉
413.241　　　　　　　　　　　　　　　　　　97019057

望面診病圖解

ISBN 978－957－468－652－0

編　　著／趙理明

責任編輯／壽亞荷

發 行 人／蔡森明

出 版 者／大展出版社有限公司

社　　址／台北市北投區（石牌）致遠一路 2 段 12 巷 1 號

電　　話／（02）28236031・28236033・28233123

傳　　眞／（02）28272069

郵政劃撥／01669551

網　　址／www.dah-jaan.com.tw

E - mail／service@dah-jaan.com.tw

登 記 證／局版臺業字第 2171 號

承 印 者／弼聖彩色印刷有限公司

裝　　訂／建鑫裝訂有限公司

排 版 者／弘益電腦排版有限公司

授 權 者／遼寧科學技術出版社

初版 1 刷／2008 年（民 97 年）12 月

初版 2 刷／2010 年（民 99 年）9 月

定　價／230 元

●本書若有破損、缺頁請寄回本社更換●

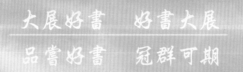

大展好書　好書大展
品嘗好書　冠群可期

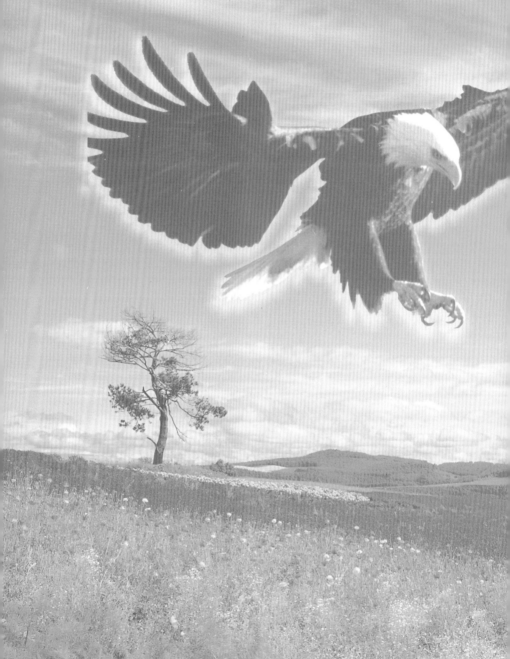

大展好書　好書大展
品嘗好書　冠群可期